宝宝不拉肚不便秘

毛凤星　主编
北京儿童医院副主任营养师
全国妇联专家组成员

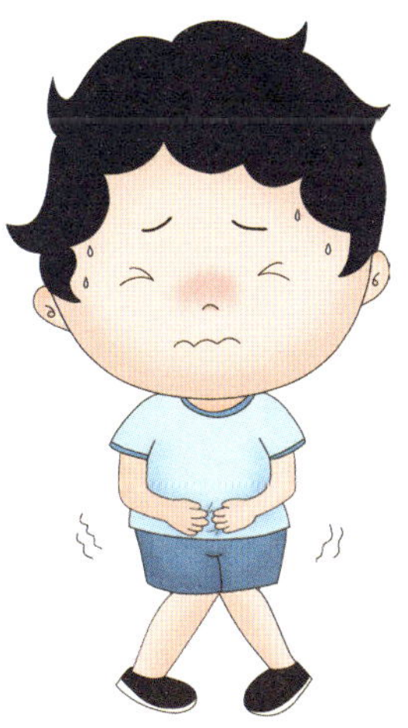

中国轻工业出版社

图书在版编目（CIP）数据

宝宝不拉肚不便秘 / 毛凤星主编 . 一北京：中国轻工业出版社，2017.7

ISBN 978-7-5184-1359-1

Ⅰ. ①宝… Ⅱ. ①毛… Ⅲ. ①小儿疾病－腹泻－防治 ②小儿疾病－便秘－防治 Ⅳ. ① R725.7

中国版本图书馆 CIP 数据核字（2017）第 074037 号

责任编辑：侯满茹

策划编辑：翟 燕　　责任终审：唐是雯　　封面设计：杨 丹

版式设计：悦然文化　　责任校对：晋 洁　　责任监印：张京华

出版发行：中国轻工业出版社（北京东长安街6号，邮编：100740）

印　　刷：北京瑞禾彩色印刷有限公司

经　　销：各地新华书店

版　　次：2017年7月第1版第1次印刷

开　　本：889×1194　1/24　印张：8

字　　数：220千字

书　　号：ISBN 978-7-5184-1359-1　定价：39.80元

邮购电话：010-65241695　传真：65128352

发行电话：010-85119835　85119793　传真：85113293

网　　址：http：//www.chlip.com.cn

Email：club@chlip.com.cn

如发现图书残缺请直接与我社邮购联系调换

160816S2X101ZBW

前言

致正在看本书的您：

您是否正在为刚出生的宝宝吃得太少而担心，正在为是否给宝宝补充点配方奶粉而举棋不定？

刚出生 2~3 天的纯母乳喂养宝宝，出现吃了奶没多久，就都吐出来的情况，是要减少喂奶量还是要去医院呢？

都说新生儿不容易出现腹泻，可是自家小宝宝却反复拉肚子，是喂养方法不对，还是用具不洁导致的？

宝宝纯母乳喂养，可是已经三天没有大便了，是便秘吗？

宝宝一到黄昏就哭闹不停，是肚子不舒服还是咋回事？

…………

看到上面的问题，爸爸妈妈是不是有一种似曾相识的感觉呢？其实，上面这些问题大多是因为宝宝肠胃娇嫩，消化系统尚未完善，加上喂养不当、着凉等原因导致的。

我从事儿童临床研究工作 20 多年，对 0~6 岁宝宝肠胃的调养有比较深的了解。其实，宝宝年龄段不同，肠胃的护理方法也不同，为此，我将自己的理论知识和工作经验汇集起来编著了本书，让新手爸爸妈妈可以根据月龄照顾好宝宝，帮宝宝将一些常见的肠胃疾病扼杀在摇篮中，为宝宝一生健康打下良好的底子。本书可以作为宝宝胃肠道疾病预防和调理的参考书。

我竭尽所能，但难免有所纰漏，希望用到本书的您多多包涵。如果您能给我提出宝贵的意见，我将不胜感激。让我们在宝宝护理的道路上一起前进！

毛凤星

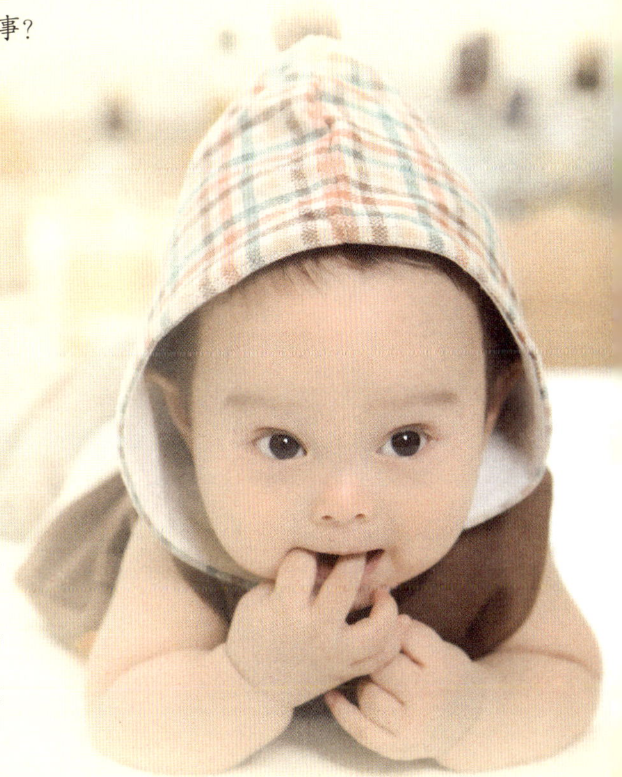

目录

第1章 了解宝宝的肠胃

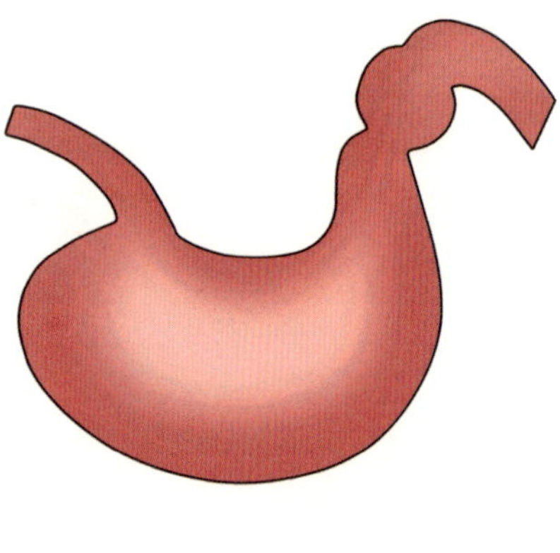

第 2 章 腹泻 防止脱水，及时补水

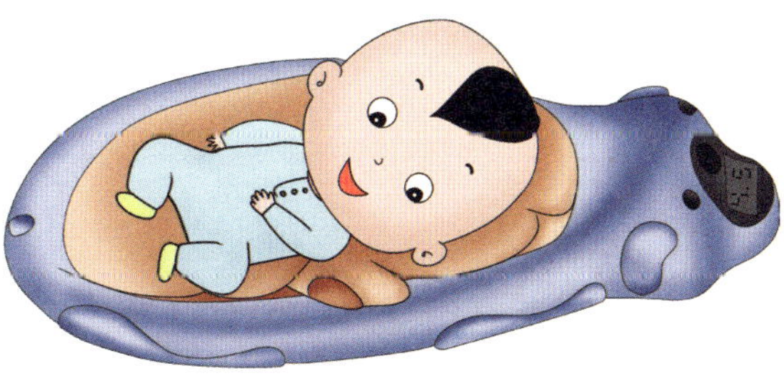

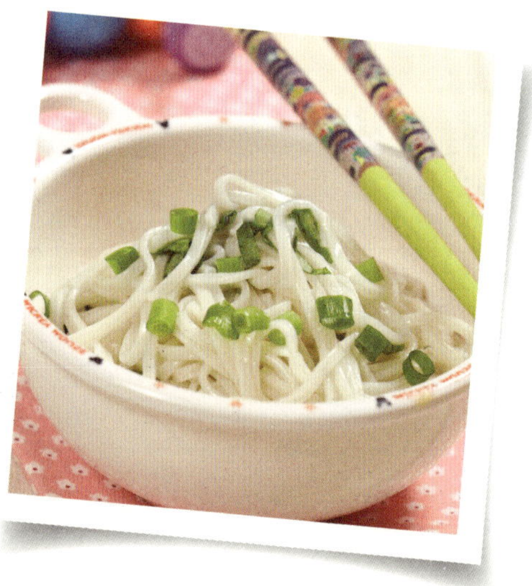

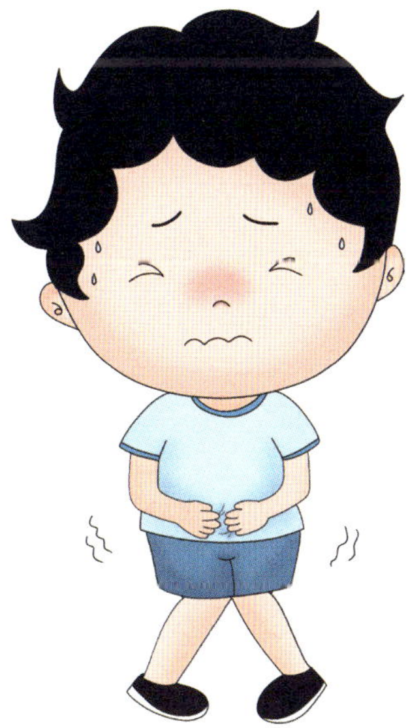

第 3 章 便秘 有规律才是黄金要素

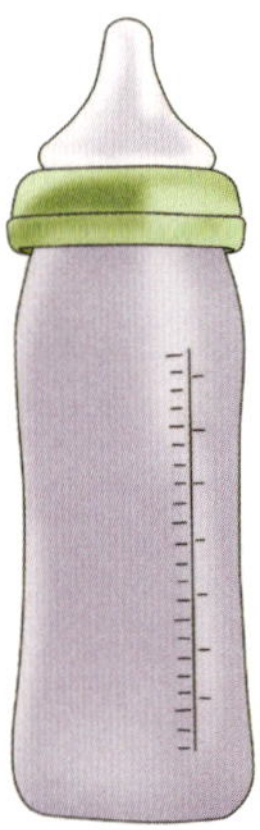

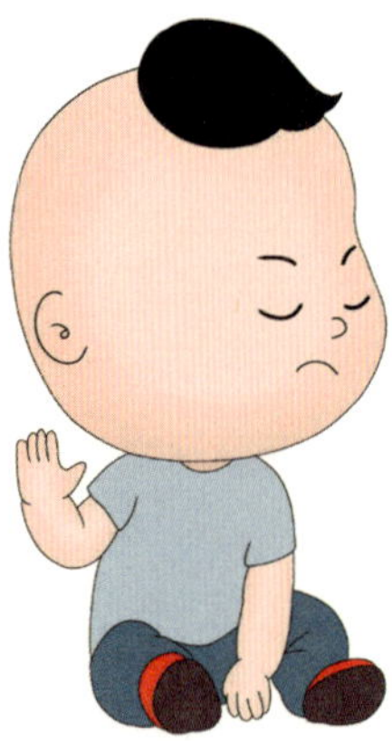

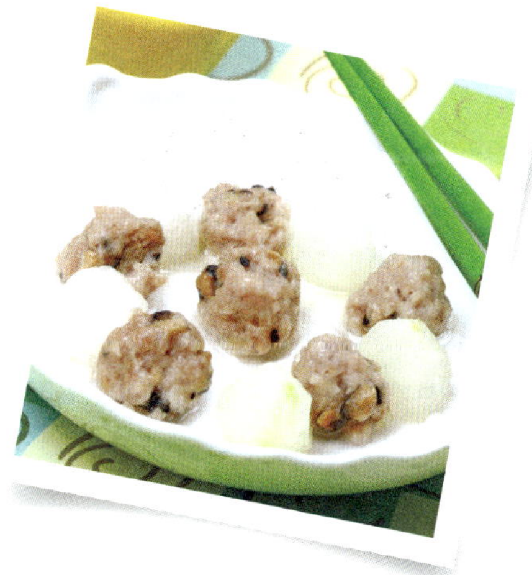

第 4 章 呕吐 积极合理应对最重要

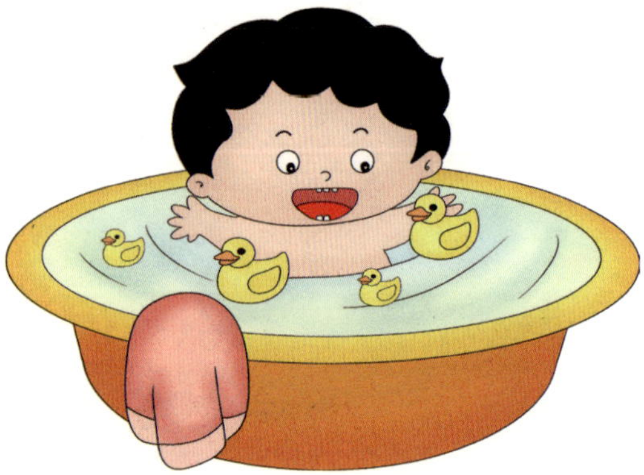

第 5 章 厌食 找到原因，对症调养

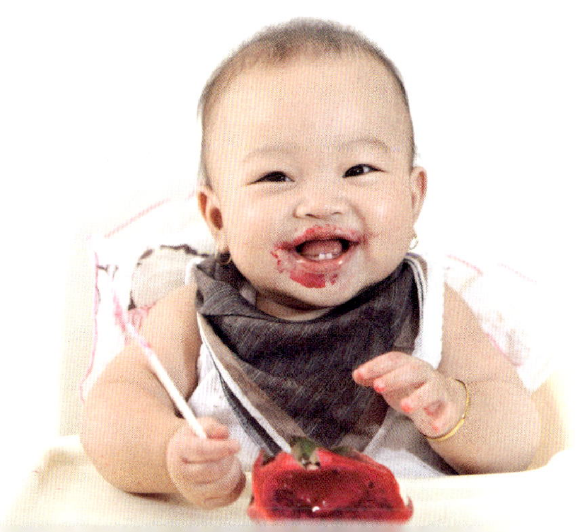

第6章 积食危害大，远远超出你的想象

第7章 腹胀 肚子鼓鼓的，不可忽视

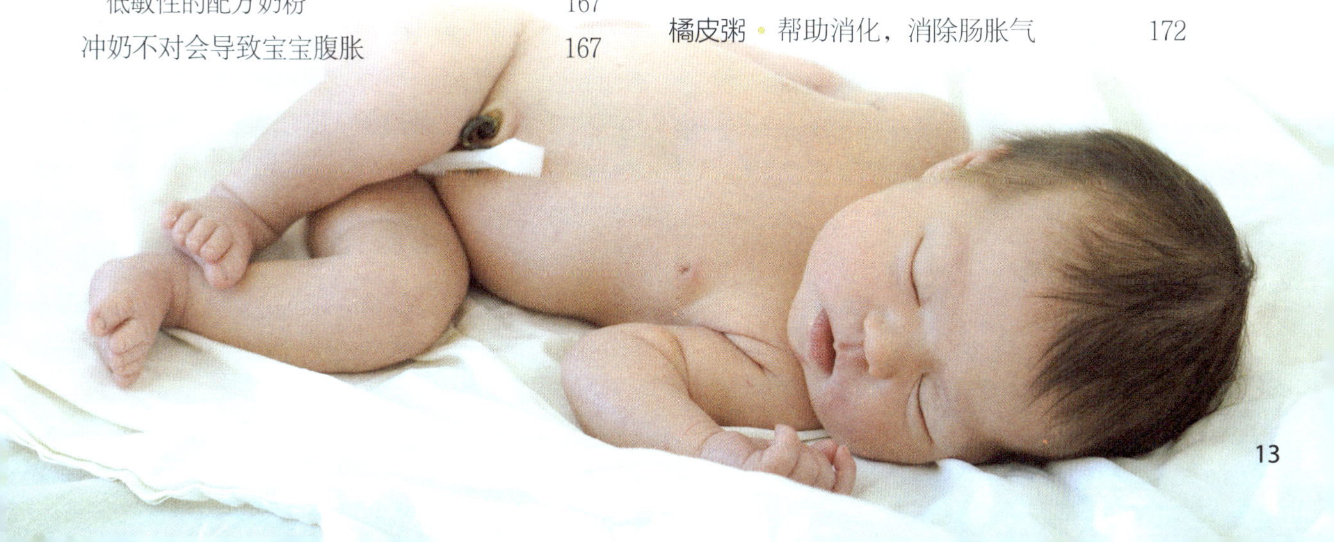

第 8 章 肠套叠、肠痉挛 妈妈的安抚是最好的良药

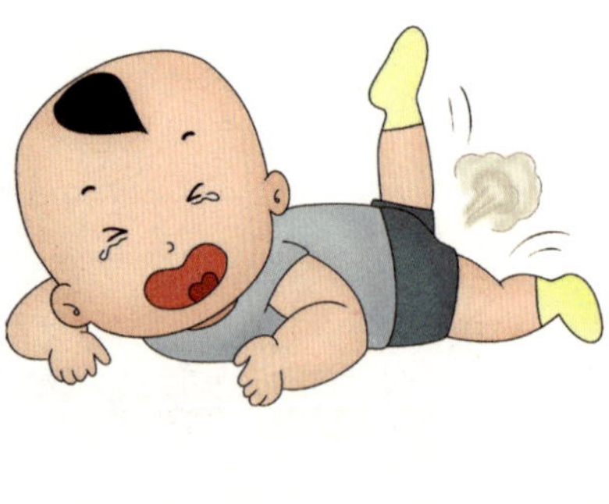

第1章

了解宝宝的肠胃

0~6岁是宝宝健康成长的关键期，但宝宝肠胃功能尚未完善，稍有不慎就会造成肠胃不适，并且因此全家上下忙作一团。其实，了解了宝宝的肠胃知识可能就是另一幅画面了。

新生儿和成人肠胃有区别

新生儿吐奶、哭闹不停、经常拉肚子……相信很多妈妈都遇到过这些情况。其实，这些可能是因为新生儿肠胃没发育成熟，消化系统尚未完善，容易出现肠道菌群紊乱，加上喂养不当、着凉等原因导致的。

那么新生儿肠胃和成人肠胃有哪些区别呢？

新生儿肠胃

胃横着
呈水平位置，导致容易吐奶。

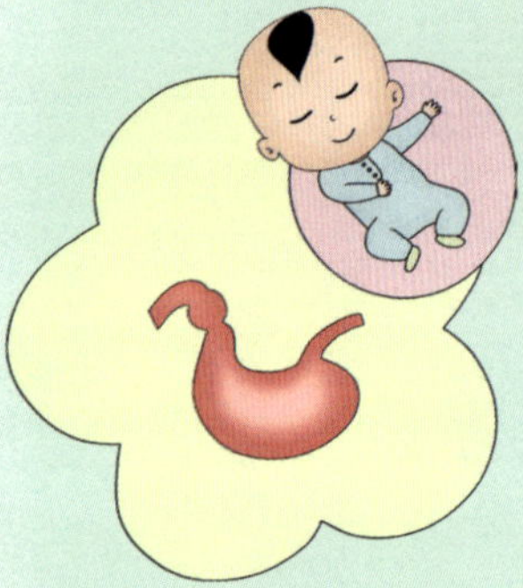

贲门松
还不能很好地收缩，喝进去的奶易回流。

容量小
新生儿胃如葡萄般大小，容易胀满。

幽门紧，食物不能及时进入小肠。胃酸分泌少、酸度弱，多种消化酶分泌量低、活性低
容易导致乳糖不耐受、蛋白质消化不良和胀气。

肠壁肌层发育差
肠壁薄，肠屏障功能不完善，病菌和消化不完全的物质易进入血液，引起不适。

肠道固定性较差

妈妈肠胃

贲门紧
收缩力强，防止食物回流。

胃竖着
状态比较稳定，食物不易回流。

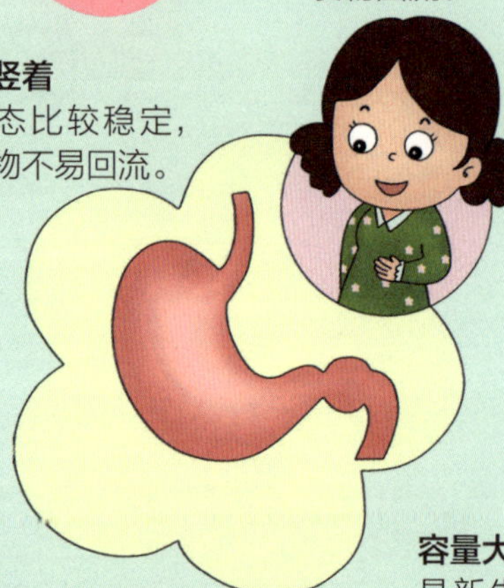

容量大
是新生儿胃容量的 70 多倍，约 2000 毫升。

酶活性高
能 100% 激活乳酸酶、肠激酶。

肠壁肌层发育好
肠壁厚，肠屏障功能完善，病菌和消化不完全的物质不会进入血液。

肠道固定性较好

宝宝胃容量是如何变化的

胃容量的变化

有些新手爸妈看到刚出生的宝宝吃得很少，就担心宝宝是不是没吃饱，要不要喂点配方奶粉？其实，大可不必。因为新生儿的胃容量非常小，一点奶就够宝宝吃了。

胃容量	胃大小
第 1 天 5~7 毫升 **第 2 天** 10~13 毫升	1 天 相当于弹珠大
第 3 天 22~27 毫升 **第 4 天** 36~46 毫升	3 天 相当于乒乓球大
第 5 天 43~57 毫升	5 天 相当于鸡蛋大

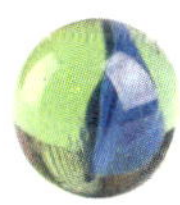

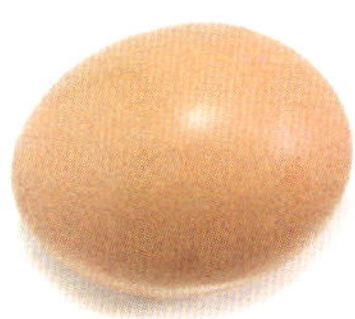

怎样判断新生儿是否吃饱

新生儿的胃很小，宝宝总是吃，到底该如何判断他是否吃饱呢？可以从下面几个方面来判断。

1. 听新生儿吃奶时下咽的声音，是否每吸吮 2~3 次，就咽下一大口。
2. 看新生儿吃完奶后是否有满足感，是否能安静睡 30 分钟以上。
3. 看新生儿一周后的大便是否为金黄色糊状，排便次数是否为 2~5 次 / 天。
4. 看新生儿体重增长情况，是否增长 30~50 克 / 天，是否第一个月体重增长 600~1000 克。

如果不能达到以上标准，就说明宝宝有可能没有吃饱，需要及时找到原因，否则会影响宝宝的生长发育。

爷爷奶奶看过来

有些奶奶看到刚出生的孙子或孙女没奶吃，就怕孩子饿着，立马就给宝宝冲配方奶粉。这样往往会让宝宝对母乳产生抵触心理。其实，宝宝应该在出生 2 小时内吮吸母乳，促进妈妈乳汁分泌。尽早开始吮吸母乳还可减轻婴儿生理性黄疸。

宝宝肠道构造及功能特点

宝宝肠道一般为身长的5~7倍（成人仅为4倍），或为坐高的10倍。而小肠与大肠的比例也超过成人。新生儿小肠与大肠比例为6∶1，婴儿为5∶1，成人则为4∶1，这样可以增加肠道消化和吸收营养的面积，以满足宝宝生长发育所需要的营养。

宝宝肠道的构造和大人肠道构造相同，包括小肠、大肠。肠道内有肠液和肠道菌群。

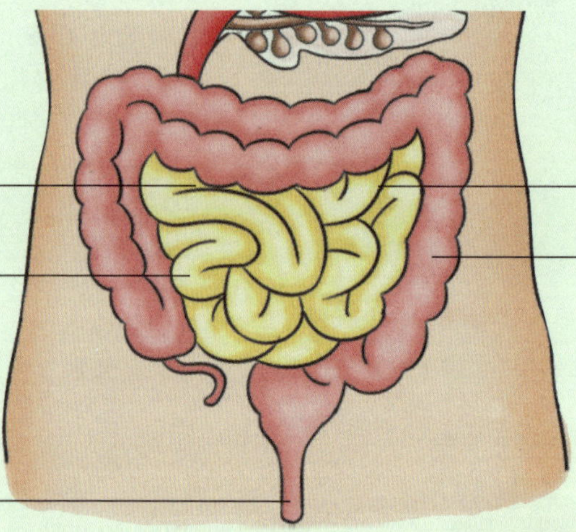

育儿专家提醒

妈妈只有了解了宝宝肠道的构造，才能在宝宝出现胃肠道不适时准确描述出位置、表现等，以利于医生迅速判断宝宝的疾病，及时进行治疗。

小肠是吸收营养的主要场所

宝宝吃进去的食物，在胃里完成初步消化后，进入小肠。食物在小肠里会被消化分解，并且大部分营养物质经过小肠吸收，输送到全身各器官组织，保证宝宝健康发育。

小肠的基本构造

小肠包括十二指肠、空肠和回肠三部分。

十二指肠 分泌蛋白酶、脂肪酶、蔗糖酶、麦芽糖酶等多种消化酶，还分泌肠道激素。

空肠 位于小肠中间的部分。

回肠 含有丰富的淋巴，主要用来吸收营养，也是小肠最长的部分。

有一些宝宝的肚子看起来鼓鼓的，但是并没有什么不舒服，也没有其他症状，这种情况属正常。

这些原因容易造成宝宝消化不良或腹泻

- 小肠黏膜脆弱，肠液中大多数酶含量较低，对消化吸收不利。
- 不合理喂养。
- 神经功能不完善，肠道运动功能和分泌消化液的功能易受外界影响。

大肠是食物残渣的处理工厂

食物经过宝宝的小肠后，消化和吸收过程基本完成。而食物残渣、水和电解质会进入大肠，经过进一步吸收水分，这些物质会变成粪便排出体外。

在正常情况下，大肠中有很多细菌，能使食物残渣腐败和发酵，以利于粪便排出体外，宝宝如果几天不大便就会引起不适，如便秘、腹胀等。

大肠的基本构造

大肠主要包括盲肠、阑尾、结肠、直肠、肛管五部分。

盲肠 位于腹部的右下方，连接小肠和结肠。

阑尾 根部比较固定，连于盲肠的后内侧壁，远端为游离的盲端。

结肠 回盲括约肌或回盲瓣到直肠和肛门的部分，一旦消化的食物进入这里，就表明身体所需营养吸收已进入尾声。

直肠 位于盆腔后部，在便前和便中是空的。

肛管 位于消化道末端，控制粪便的排泄。

肠液是营养转化的“功臣”

宝宝能够在肠道消化食物，不仅要依靠肠道的运动，还要靠肠液来完成。肠液包括小肠液和大肠液，但大肠液主要成分为黏液、碳酸氢盐及少量的二肽酶和淀粉酶，对消化意义不大。而小肠液是指小肠黏膜腺分泌的消化液，含有多种酶，能进一步消化食物中的碳水化合物、脂肪等，对肠道消化和吸收意义重大。

育儿专家提醒

大肠液由大肠黏膜表面的柱状上皮细胞和杯状细胞分泌，pH 8.3~8.4，但对消化的作用不大，主要是通过黏液蛋白保护肠壁黏膜和润滑粪便，还能帮助粪便成形。

小肠液主要成分及作用

- **富含碳酸氢离子的分泌液**：可以中和胃酸，使十二指肠内呈弱碱环境，为小肠内多种消化酶提供合适生存的pH环境。
- **溶菌酶**：能溶解肠壁内的细菌。
- **IgA、IgM**：可使小肠免受有害抗原物质的损害。
- **碱性黏液**：有润滑作用，保护肠黏膜免受胃酸侵蚀。
- **胰蛋白酶原**：可被肠致活酶激活为具有活性的胰蛋白酶，促进蛋白质的消化和分解。

肠道菌群是维持宝宝肠道健康的“保护神”

宝宝遇到细菌，妈妈的第一反应就是“杀菌”，好让宝宝处于干净的环境。如果妈妈这么想，也这么做了，那就错了！因为肠道就是一个庞大的菌群王国，生活着约 10 万亿个细菌，500~1000 个不同的种类。其中，相当一部分细菌有利于维持人体部分消化功能及制造维生素，这部分细菌是“杀不得”的，否则会影响宝宝的正常消化，不利于身体健康。

而肠道菌群大致可分为三大类：有益菌、有害菌和中性菌。其中有益菌参与食物的消化，促进肠道运动，抑制致病菌群的生长，分解有害和有毒物质；有害菌会产生有害物质，减弱消化机能；中性菌会根据肠道环境的改变而改变。

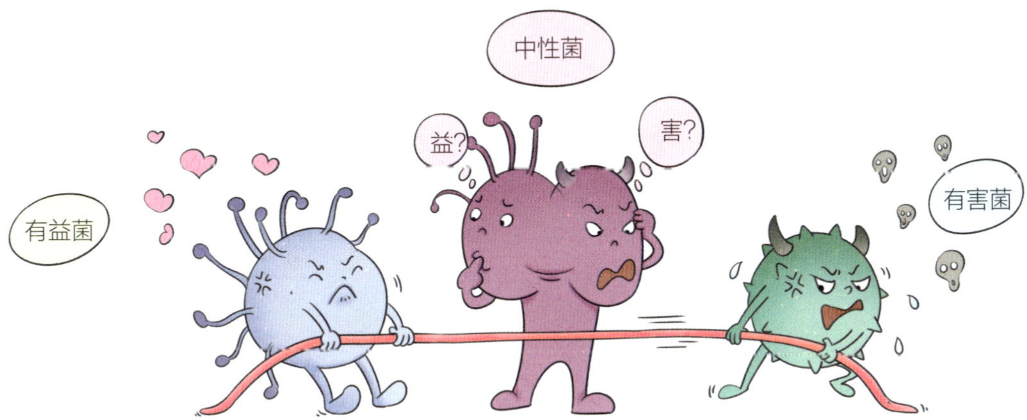

肠道菌群特性

正常情况下，肠道内三大菌群处于和平相处的状态，菌群之间维持一定的生态平衡。一旦这种生态平衡被打破，就会影响宝宝的消化功能，进而导致宝宝生病。所以，维持肠道菌群的平衡有利于宝宝的身体健康。

宝宝肠道菌群是怎样建立的

肠道菌群不是人与生俱来的，它会随着年龄发生变化。

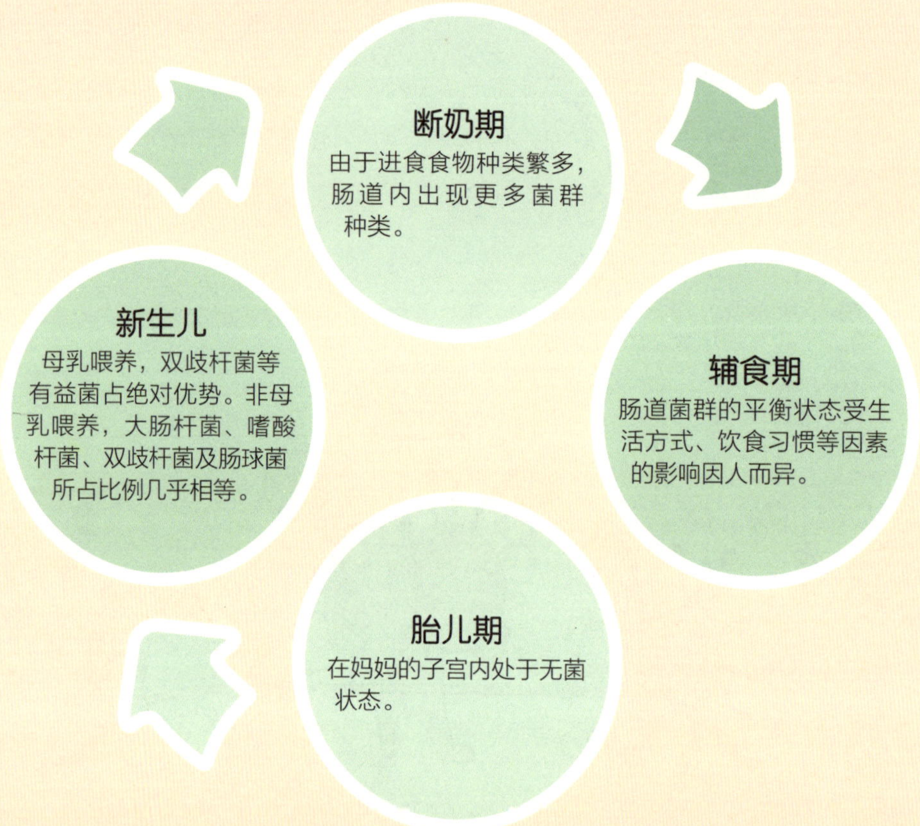

那么，宝宝出生后，肠道正常菌群是如何建立的？对宝宝健康有好处的有益菌是通过哪些途径进入宝宝身体的？

新生儿的肠道是个开放的系统，对于有益菌和有害菌来说，谁先进来，谁就占据主导地位。如果有益菌先进来，且成为优势菌，就为健康的肠道菌群建立打下了良好的基础。如果有害菌先进来，那可能是肠道菌群失调的主要原因之一。因此，出生后几个小时内发生的事情可能影响宝宝的一生。

新生儿肠道有氧气，只有好氧的细菌，如乳酸杆菌、双歧杆菌等才能立足。那么，宝宝如何获得这些有益菌呢？

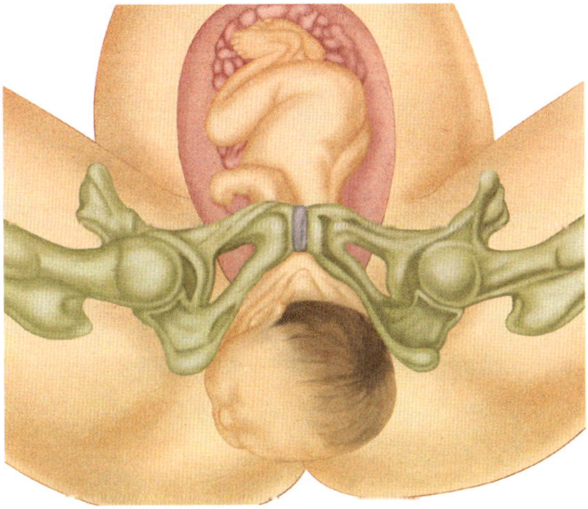

第一次：在妈妈的产道里

为了新生儿肠道能在第一时间获得有益菌，健康孕妈妈的产道里会分泌大量糖原，刺激乳酸杆菌生长。当胎儿通过产道时，全身会涂满有益菌，也会有有益菌抢先进入口腔，那么有益菌就占据优势地位。

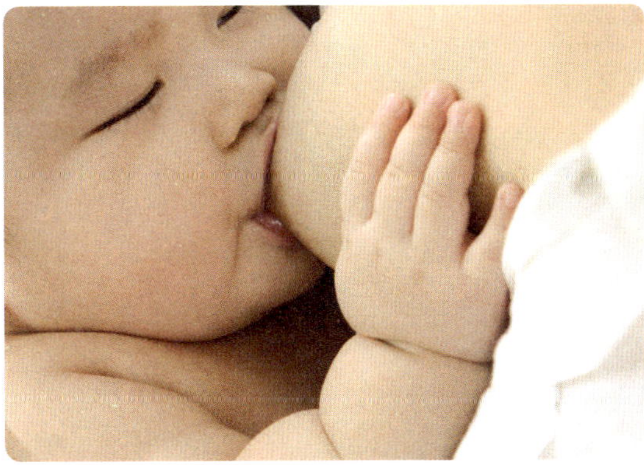

第二次：在妈妈的乳汁中

新妈妈的初乳中有大量有益菌，且每升初乳中 10~15 克的天然益生元可以促进有益菌迅速成长，不给有害菌太多立足之地。

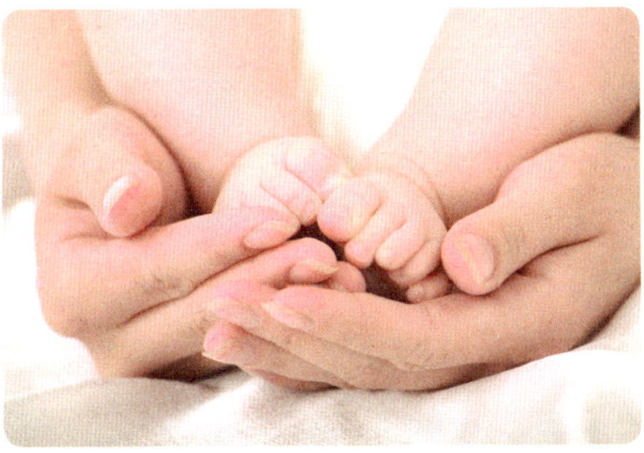

第三次：在妈妈的皮肤上

和妈妈进行亲密接触也是宝宝获得有益菌的一个重要途径。

有益菌就这样通过妈妈的产道、初乳、皮肤等途径第一时间进入新生儿肠道的，这也为新生儿健康肠道菌群建立创造了条件。

当有益菌在肠道中占据优势后，会有少量兼性厌氧菌，如大肠杆菌进入肠道，迅速消耗氧气，使肠道成为厌氧环境。这时，各类厌氧菌逐渐进入肠道定居，肠道内细菌种类越来越丰富。

在添加辅食后
随着辅食的添加，宝宝肠道菌群种类会逐渐丰富。

到 3 岁时
宝宝肠道菌群趋于成熟，达到适合自身条件的最佳状态，逐渐形成自己的特点。最终，每个人肠道内菌群都是独一无二的。

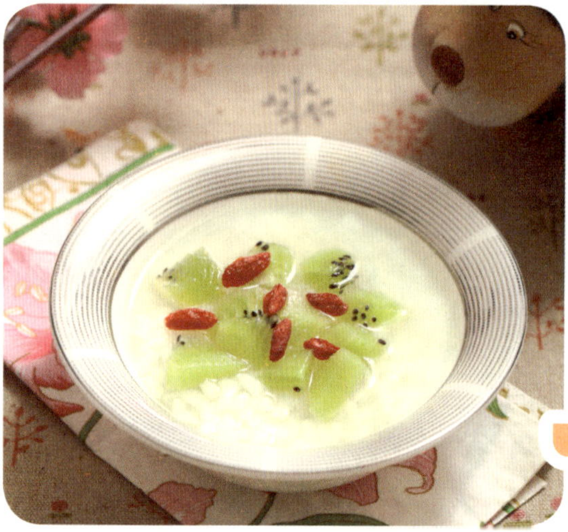

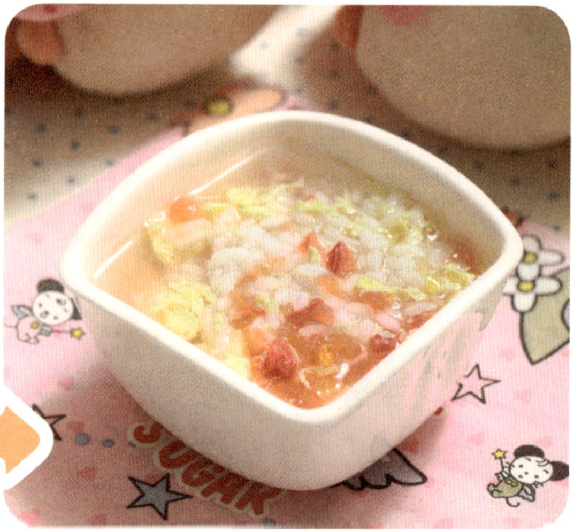

总之，孕妈妈一定把自己的身体调养好，让身体的菌群进入最佳状态，使有益菌第一时间进入宝宝的肠道，为宝宝一辈子的健康打下良好基础。

育儿专家提醒

肠道菌群不是一成不变的

3 岁时宝宝肠道菌群趋于成熟，但不是一成不变的。不良的饮食结构、滥用抗生素等，都会造成肠道内原有菌群失衡，从而给有害菌提供可乘之机。

益生菌守护肠胃，宝宝吃饭香

益生菌是模拟母乳喂养宝宝肠道正常菌群应运而生的产品，包括双歧杆菌和乳酸杆菌，对维持肠道菌群的平衡具有重要的意义。它能抑制致病菌的增殖，避免某些肠道疾病的发生。因此，适量补充益生菌能守护肠胃健康，促使宝宝吃饭香。

适当服用益生菌

当宝宝肠胃出现问题时，人为使用益生菌干预，是解决问题的有效方法。益生菌是用人工方式制成的，尽量模拟正常肠道内的“有益菌”，能填补人体肠道内有益菌的缺失，进而恢复肠道正常的免疫功能。需要注意，益生菌制剂需要在医生的指导下选择。

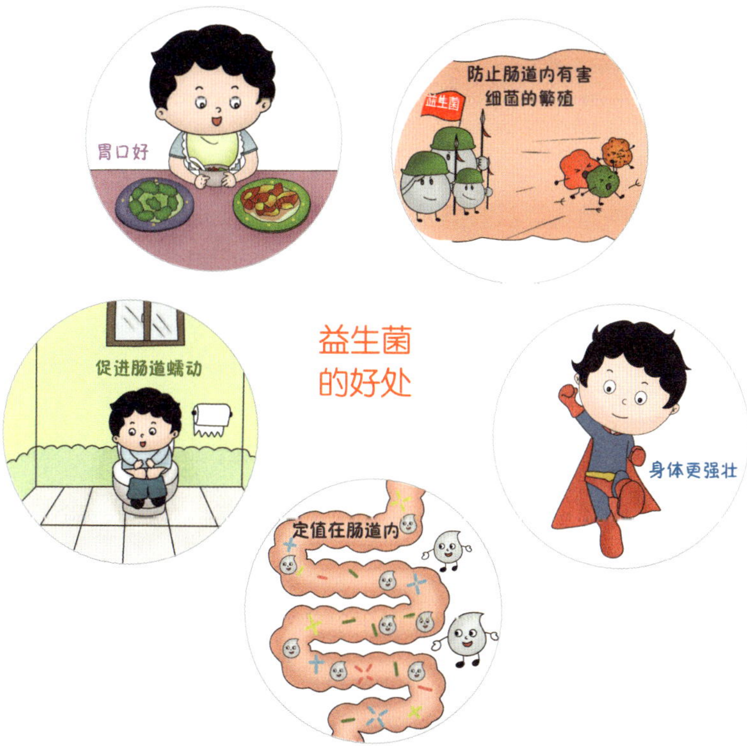

胃口好
防止肠道内有害细菌的繁殖
益生菌
益生菌的好处
促进肠道蠕动
身体更强壮
定值在肠道内

益生菌最好选活菌

因为活菌中活性物质较死菌中更多、更具生命力，因而在肠道内发挥作用更好。

1. 改善肠道菌群和肠道功能，所以适用于肠道功能紊乱时，包括消化不良、腹泻、便秘时。

2. 可抑制有害菌，所以适用各种细菌等引起的肠胃感染。

3. 可刺激肠道免疫细胞，改善肠道及全身免疫，适用于过敏等免疫失调性疾病。

如何甄别活菌和死菌

有些活菌和死菌一样，只需常温干燥保存就行，有些活菌则需要冷藏保存，但从外观上难以分辨。这时，妈妈就要好好阅读产品说明书，还可以根据宝宝服用后的效果加以印证。

活菌服用后	宝宝肠道功能会被改善，腹泻、通便等效果好，且服用一次能维持较长时间。
死菌服用后	效果没有活菌好，一般服用后可能仅当天见效，停服后效果也停止。

使用活菌的注意事项

1. 按产品说明书的要求对活菌进行保存。
2. 活菌不能与空气接触过长，需要混合液体一起服用。冲泡益生菌的水温以40℃以下为宜，能最大限度地保存活菌的生物活性。
3. 如果服用了抗生素，至少需要间隔2小时才能补充益生菌。

益生菌补多了咋办

益生菌不会被人体吸收，它只在肠道中起作用，如果摄入过多，多余益生菌会随粪便排出体外。但益生菌在肠胃的败解过程中会带走大量的水分，所以益生菌补多了会导致大便偏稀或腹泻。这时，妈妈要多给宝宝补充水分，以防脱水。

益生菌和益生菌制剂的区别

益生菌	益生菌制剂
能够通过调节肠道菌群改善身体健康的活菌，也就是对人体有益无害的活菌	含有益生菌的产品，也含有添加剂等。所以，益生菌制剂是否长期服用，除了考虑益生菌本身，还要考虑添加剂等其他成分。目前没有哪一种益生菌制剂标明可长期服用

1. 宝宝出现便秘时，可服用益生菌。对1岁内或本身有牛奶过敏史的宝宝，用益生菌制剂时一定要注意是否含有牛奶，也不能选择酸奶等牛奶制品
2. 服用益生菌的同时，加上益生元，效果更佳

育儿专家提醒

益生菌中双歧杆菌（乳双歧杆菌、双歧杆菌 BB_{12}）、乳酸杆菌（鼠李糖乳酸杆菌LGG）和益生元（FOS、低聚半乳糖、菊粉、乳果糖）是目前研究证实效果较好的益生菌和益生元品种。但因不同品种不同厂家生产的方法不同，因此效果也有差别，请妈妈根据医生的建议选择适合宝宝的产品。此外，即使是质量合格的益生菌，在生产过程中也难免会被加入添加剂和防腐剂，因此不宜长期服用。

爷爷奶奶看过来

有些爷爷奶奶看到超市里酸奶含有益生菌，就认为可以通过多喝酸奶给宝宝补充益生菌了。其实，1岁以上宝宝才可以喝酸奶，但要注意乳酸饮料不是酸奶，最好不要给宝宝喝乳酸饮料，因其营养价值有限，还含有不适合宝宝饮用的成分。

配合服用益生元

益生元能使益生菌活性增强，从而在肠道中更好地发挥作用。食物膳食纤维中就含有益生元成分，所以，肠道健康的宝宝是不需要额外补充益生元的。但当肠道出现问题，需要补充益生菌时，医生会建议最好配合补充益生元，这对恢复肠道菌群平衡效果较好。

注意事项

选择干燥粉末制剂 → 制剂中不含奶、糖、麸质等添加物 → 分剂量包装，每次1个包装剂量 → 赋水温度不能超过40℃ → 使用时与抗生素等药物间隔至少2小时 → 随吃随赋水，减少空气暴露时间

效果比较好的益生菌和益生元

目前经过研究证实，以下是效果比较好的益生菌和益生元，妈妈可以自行选购

类别	种类
益生菌	双歧杆菌 BB_{12}、乳双歧杆菌、鼠李糖乳酸杆菌 LGG 等
益生元	低聚果糖、乳果糖、低聚半乳糖、菊粉等

注：即使是质量合格，益生菌在生产过程中难免会被加入添加剂和防腐剂，所以宝宝不宜长期服用。

育儿专家提醒

家中停止使用消毒剂，维持宝宝肠道健康的“治本之道”

宝宝的肠胃出现问题了，如果找不到诱因，即使服用了益生菌和益生元，也不能解决根本问题。对宝宝来说，对肠道危害最大的就是消毒剂和含有消毒剂成分的日用品。

清洁剂创造出的无菌环境，不利于肠道免疫功能的建立，还会打破整个肠道内的细菌平衡，引起免疫功能受损。

想知道家中日用品中是否含有消毒剂成分吗？看看商标就知道了。

含氯消毒剂有84消毒液、漂白粉、漂粉精等；醛类消毒剂有甲醛、戊二醛等；酚类消毒剂有苯酚、甲酚、卤代苯酚等；醇类消毒剂有乙醇、异丙醇等；过氧化物类有氧化氢、二氧化氯、臭氧、过氧乙酸等。这些都是家中可能破坏宝宝肠道菌群的物品。

乳酸菌是对身体有益的菌群

在肠道的有益菌中，对身体最有益的细菌就是乳酸菌。乳酸菌是糖发酵后分解出能够产生乳酸细菌的总称。而双歧杆菌、乳酸杆菌是最主要的乳酸菌。

乳酸菌的作用

维持肠道菌群平衡

乳酸菌能维持肠道正常菌群的生态平衡，在病原菌侵入肠道时，避免身体发生肠道感染和食物中毒。

促进食物消化、吸收、代谢

乳酸菌能协助糖分的分解，产生乳糖，并促进乳糖的吸收和代谢。此外，乳酸菌还能促进磷、钠等矿物质的吸收和多余矿物质的排出。

维持肠道呈正常酸性

肠道呈酸性，能抑制在中性或碱性环境中生长繁殖的腐败菌，从而减少肠道内的有害物质，防止腹泻和便秘。

清除致癌物

从口中进入身体的大部分细菌会被胃液和胆汁等消化液消灭，残留的细菌或毒素会被肠道清除，而乳酸菌能分解一些致癌物、添加剂等物质，使其毒性消失或减弱。

促进体细胞干扰素产生

体细胞能产生一种干扰素，在细菌等侵入身体，细胞受到外界刺激时使体细胞产生抑制细菌繁殖的作用，而乳酸菌有利于这种干扰素的产生。

提高免疫力

乳酸菌能保持免疫系统维持活跃状态，还能激活巨噬细胞等免疫细胞，预防疾病。

创造乳酸菌适宜繁殖的环境

为了使肠道内乳酸菌保持稳定，就要创造出适合乳酸菌繁殖的环境。

1. 摄入富含膳食纤维的食物。含丰富膳食纤维的食物有非精加工的谷物（糙米、薏米等）、海藻类（紫菜、海带等）、蔬菜、豆类、菌类等。

2. 适量饮用酸奶是补充乳酸菌的好方法。但酸奶中乳酸菌对肠道来说是外来菌群，能否在肠道中植根下来因人而异。

如何判断宝宝肠胃是否健康

宝宝的肠胃十分娇嫩，一不留神就容易出问题，让妈妈担心不已。妈妈可以通过观察宝宝是否拥有健康小肚子，简单判断宝宝的肠胃是否健康。

1 望

妈妈可以仔细观察宝宝的小肚子。一般来说，刚出生的宝宝肚子总是圆鼓鼓的，这是很正常的现象。随着年龄的增加，肚子会渐渐变得平坦。如果宝宝的小肚子看起来比平时偏大偏鼓，可能是正常的情况。但如果腹胀合并呕吐、食欲不振，肚子胀鼓，有紧绷感，家长要引起注意了。

2 闻

大多数情况下，宝宝放屁是不臭的，但如果闻到宝宝放臭屁，妈妈应多加观察，除了放臭屁，宝宝是否伴有打嗝、口臭等表现。

3 听

正常情况下，肠鸣音每分钟 4~5 次，其声响和音频变异较大。肠蠕动时，肠鸣音每分钟 10 次以上，但音调不特别高亢，称肠鸣音活跃，见于急性胃肠炎。

4 食

宝宝吃了大分子奶粉往往会消化不良，因为大分子奶粉不易被有些宝宝肠道较好地吸收，而水解过的助消化易吸收的“小分子奶粉”有利于宝宝健康。

5 验

宝宝的便便是健康的晴雨表，观察宝宝的便便应是妈妈每天的必修课。金黄色、黄色或棕色，偶见奶瓣的便便是正常的。如果宝宝便便发出腥臭味，多为暗绿色，黏液较多，很可能是金黄色葡萄球菌性肠炎，非常危险，要立刻就医。

怎样维持宝宝正常的肠道功能

均衡膳食

宝宝的一日三餐和加餐包含了蛋白质、碳水化合物、脂肪、维生素、矿物质、膳食纤维等人体所需的营养物质，就完全能满足宝宝的身体需求，不需要额外补充营养。

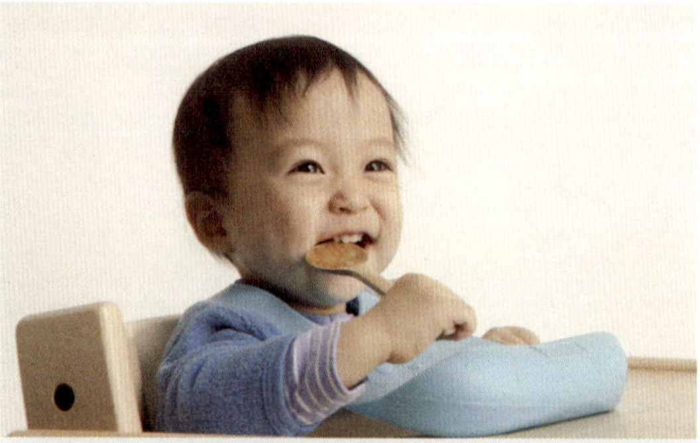

宝宝吃饭注意不要食用过冷、过热的食物，切忌暴饮暴食。

充足的睡眠

充足的睡眠是宝宝身体强壮的基础。一些家长有晚睡的习惯，受其影响，宝宝也会晚睡，久而久之，宝宝的免疫力就会降低。

此外，如果宝宝长期处于疲劳状态，很难抵御外界入侵的病菌，肠道就容易受到损伤。而充足且高质量的睡眠能使宝宝的免疫系统在某种程度上得到修复和调整，有助于宝宝改善免疫系统，也有利于宝宝维持肠道健康。

规律的作息

成人大多暴饮暴食、熬夜后会出现便秘等问题。对于宝宝来说，因为肠胃还不够完善，保持自然规律的作息习惯更是至关重要。

少菌而非无菌的生活环境

细菌在人体免疫功能发育中起着至关重要的作用。如果宝宝一直在无菌环境生存，那么肠道就无法发育成熟。让宝宝适量接触细菌，且人为使少量细菌进入到宝宝的肠道内，对肠道免疫系统的建立和成熟有好处。

不滥用抗生素

抗生素只针对细菌性感染，对病毒性感染引起的疾病不起作用，还会因误杀细菌使人体原本正常的肠道菌群遭到破坏，影响身体免疫功能。因此，宝宝应在医生的指导下正确服用抗生素，且服药后2小时最好适当补充一些益生菌，以维持肠道菌群平衡，尽快修复肠道免疫功能。

育儿专家提醒

配方奶粉生产多为无菌操作，厂商都会在奶粉中加入活性菌成分。尽管如此，人工喂养宝宝的肠道菌群建立效果远达不到与母乳相同的效果。

坚持母乳喂养

宝宝在吸吮母乳时，可以适当吃到妈妈乳头上、乳头周围皮肤上、乳管内的细菌，且乳汁中含有很多有利于肠道的活性物质。因此，母乳喂养有利于宝宝肠道健康。

母乳喂养对宝宝胃肠道的好处

婴儿出生时已具备良好的吸吮条件反射和吸吮能力，但胃容量小，肠黏膜发育不完善，消化酶不成熟，而母乳尤其是初乳，既能很好地满足新生儿的营养需要，又能适应其消化和代谢能力，是帮助新生儿自主获取液体、能量和营养素的最理想食物。

母乳喂养的婴儿肠道内很快就会建立起以双歧杆菌为主的肠道正常菌群。肠道内正常菌群的建立不仅有利于营养的消化和吸收，更为重要的是可以激活肠道细胞之间的原始免疫细胞。肠道细胞间的原始免疫细胞被激活后，可刺激全身免疫系统的成熟。

初乳中含有丰富并种类繁多的低聚糖（益生元），这些低聚糖可作为肠道中乳酸杆菌、双歧杆菌等益生菌的代谢底物，促进益生菌的定植和生长，有利于婴儿快速建立正常的肠道微生态环境。

正常肠道微生态环境的建立既有提高肠黏膜屏障的作用，有效减少外源蛋白质大分子暴露，又能很好地刺激肠道免疫系统平衡发展，能预防过敏性疾病发生。

母乳喂养的婴儿坏死性肠炎发病率显著低于人工喂养的婴儿。

母乳喂养既可以显著降低婴儿腹泻的发病率，也可缩短腹泻的病程。

宝宝便便的望闻问切

大便是宝宝健康状态的指示灯，爸爸妈妈需要学会正确观察宝宝的大便，并了解一些判断大便是否正常的简单知识。这样才能更好地照顾宝宝。

多闻闻宝宝的大便

宝宝大便的气味和他的饮食有密切关系，如果宝宝消化不好，或辅食添加不合理，都可以通过大便的气味来辨别。所以，宝宝大便后，妈妈要闻一闻。

正常大便的气味

新生儿的胎便不臭。稍大点时，母乳喂养宝宝的大便稍有酸臭味；人工喂养宝宝的大便较臭，但不及成人大便臭。添加辅食后，宝宝大便中臭气加重，与成人大便相似。

大便突然变恶臭

宝宝大便像臭鸡蛋味，可能是蛋白质类食物未消化导致的。未添加辅食的宝宝可限制奶量1~2天。已添加鸡蛋、鱼肉的宝宝，应暂停添加，大便恢复正常后，就可以正常添加辅食了。

大便的酸臭味加重

可能是宝宝的饮食中含淀粉或糖食物过多，不能完全消化吸收而过度发酵引起的。这时候，母乳喂养的妈妈要控制自己的淀粉或糖的摄入，已添加辅食的宝宝应减少碳水化合物的摄入。

大便有严重的腥臭味

可能预示宝宝消化系统或内脏出现了问题，一定要及时就医。

多看看宝宝的大便

如果妈妈觉得宝宝大便有些不正常，最好将大便放在光线好的地方，仔细看看大便的颜色和性状。

正常大便的颜色和性状

黄色或棕色，软条状或糊状最健康。大便的软硬度和宝宝的饮食和排便次数有关。母乳喂养宝宝的大便呈黄色膏脂状，人工喂养宝宝的大便呈淡黄色、较硬。

发亮油腻的大便

宝宝摄入脂肪过多，才会导致大便发亮、油腻，甚至可以在便盆内滑动。这时最好不要给宝宝吃含脂肪过多的食物，等大便正常后再适当添加。

绿色大便

宝宝在出生3天内大便常呈绿色，以后若呈绿色则多因消化不良引起。

大便里水分突然增多

像蛋花汤样大便、水样大便等，可能表示宝宝肠道感染了病毒或细菌，并引起了腹泻，应及时就医。

豆腐渣样大便

宝宝大便里水分虽然不多，但像豆腐渣样不成形，说明宝宝可能感染霉菌性肠炎，应及时就医。

果酱样大便

宝宝大便呈暗红色果酱样，提示宝宝有肠套叠的问题，一定要即时到医院检查。

多扒一扒宝宝的大便

对于宝宝的大便，有时候光从气味、颜色、性状上不能完全判断是否出了问题，妈妈需要将宝宝大便分解开，如用木棍拨开大便，看看里面是否有问题。

正常大便的里面

未添加辅食宝宝的大便，呈黄色膏脂状，里面偶尔可见奶瓣。添加辅食的宝宝大便中偶有菜叶、玉米、黄豆等不消化的食物，只要量不多就算正常现象

未消化食物＋腹泻

大便稀薄，含所有添加的食物，少许消化或未消化的食物原形，可能是添加辅食导致的腹泻。如果只是轻微腹泻，大便次数增加不多，水状不大，可减量继续添加这种食物。如果腹泻较严重，大便次数明显增多、水性较大，就应停止添加这种辅食。

大便带血或脓

大便中带血有两种情况。一是血液覆于大便外面，常见于便秘，多与肛裂、痔疮有关。解决便秘的关键，除了增加膳食纤维外，还可以喝些乳果糖且必要时给孩子使用开塞露。二是大便中有脓鼻涕样黏液，褐色或红色，或大便像柏油样或暗红，或有大便鲜血。遇这种情况应及时就医。

育儿专家提醒

宝宝大便内混有血液，说明小肠或直肠受损，与肠道过敏、感染有关，应及时就医。并且，无论是因为大便有血更换配方奶粉，还是治疗感染都要遵医嘱。

记一记宝宝大便的次数

宝宝大便次数的改变也需要留意，妈妈要判断宝宝大便的次数和之前相比是否正常。

正常大便的次数

一般来说，母乳喂养宝宝的大便 2~7 次 / 日；人工喂养宝宝的大便 1~2 次 / 日。1 岁以后的宝宝大便次数 1 次 / 1~3 天。

宝宝大便次数减少

妈妈首先检查宝宝每次的大便量，如果 1~2 天内的大便总量和之前没有太大的区别，就不必担心。大便次数减少，可能说明宝宝大便有些干，不易排出。这时，妈妈可以在宝宝饮食中多加一些富含膳食纤维的食物，如粗粮、蔬菜等。

宝宝大便次数增多

妈妈首先要检查大便中水分是否增多，如果出现水样大便，宝宝肠道可能受到感染要即时就医；如果大便中水分不多，只是大便偏稀，且量也不是很多，那就不用担心，可以继续正常饮食。

育儿专家提醒

正常宝宝的大便中水分占 80%，有形成分 2/3 是食物残渣，1/3 是肠道正常菌群，还有脱落的肠上皮细胞、胆色素及衍化物等。看到 1/3 细菌是不是吓一跳？其实，这些细菌是对人体有益的乳酸杆菌、双歧杆菌等，它们能分解食物残渣。只有新生儿生后 2~3 天内排出的墨绿色胎便不含细菌。母乳喂养的宝宝大便中主要是乳酸杆菌、双歧杆菌等。因为有益菌会随着大便而流失，所以需要在 6 个月以上的宝宝的日常饮食中加入一些含益生菌的食物，但 1 岁以内宝宝严禁加乳制品。

洗手是防肠胃疾病的一等卫士

对于宝宝洗手这件事儿，大家都不陌生。可以说洗手是生活中最平常的行为，却相当重要，尤其在预防宝宝肠胃疾病上，说它最重要都不为过。如果妈妈就用水和皂液随便给宝宝洗一下手，那很遗憾地告诉您，这样给宝宝洗手是起不到清洁双手，去除细菌和病毒，预防铅污染、保护肠胃及身体健康作用的。

从培养宝宝良好习惯开始

无论宝宝几个月，还是几岁，都不会老老实实躺在那里，坐在那里，站在那里。四处乱摸乱抓，和小朋友玩耍，摸自己的或小朋友的玩具，甚至去触摸小猫、小狗等宠物是宝宝的“日常工作”。一旦宝宝的手接触到这些玩具、宠物身上的病毒和细菌，就可能通过以下途径进入到宝宝体内。

病菌易传染给宝宝的行为

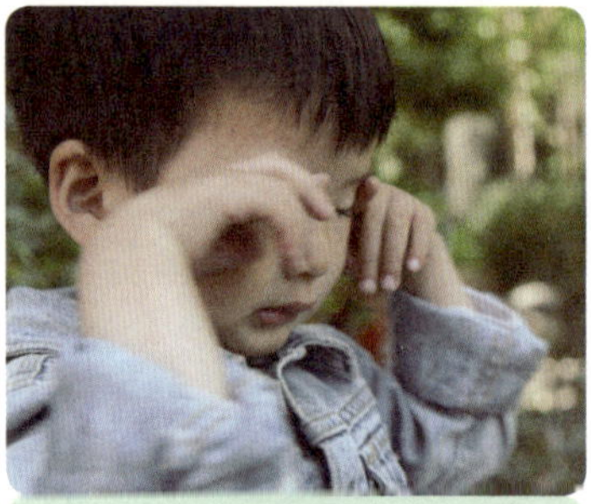
揉眼睛

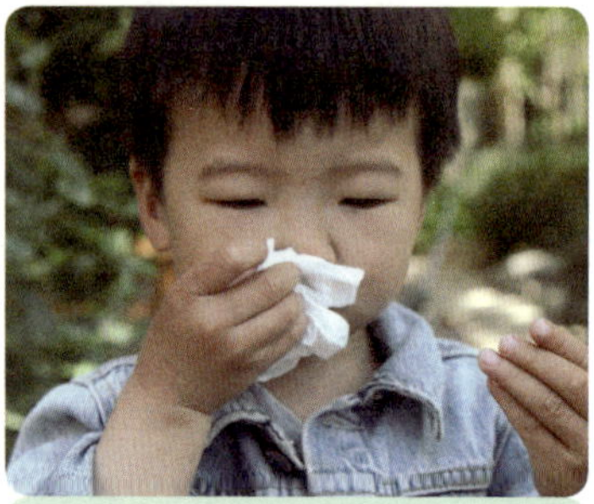
抹鼻子

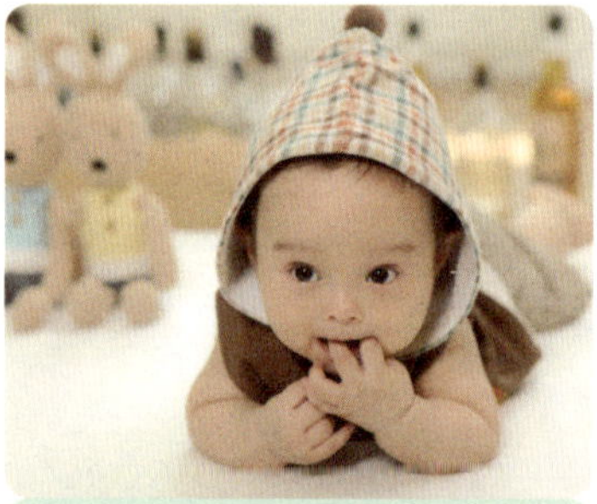
吃手指

病毒和细菌传播的过程可能只有几秒钟，但感染一旦发生，要战胜它将持续数日甚至更长时间。

宝宝洗手的时机

饭前	如厕后	户外玩耍后	接触动物后	用手遮挡喷嚏或咳嗽后	接触患者后

对于妈妈来说，培养宝宝正确洗手的习惯最为重要。

宝宝正确洗手方式

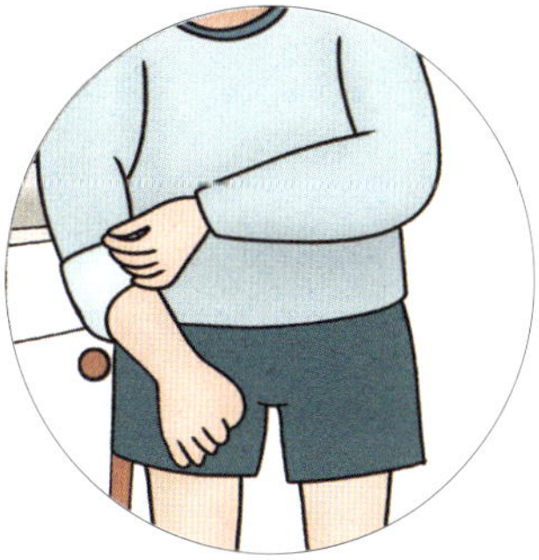

1. 袖口挽高

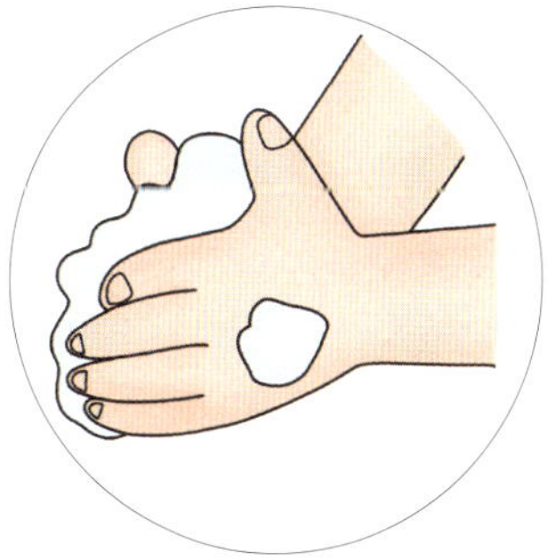

2. 手心搓搓

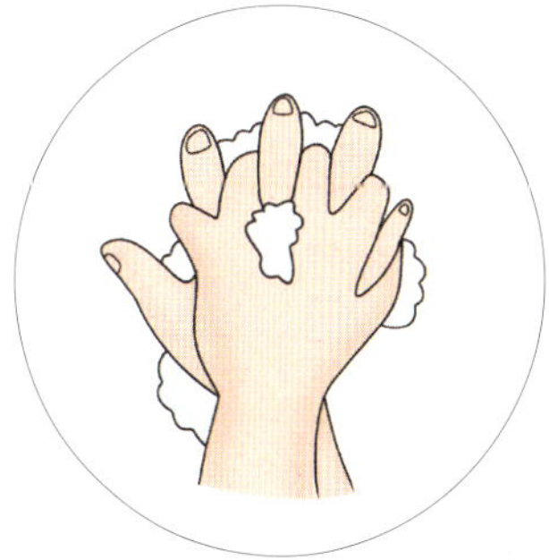

3. 手背搓搓

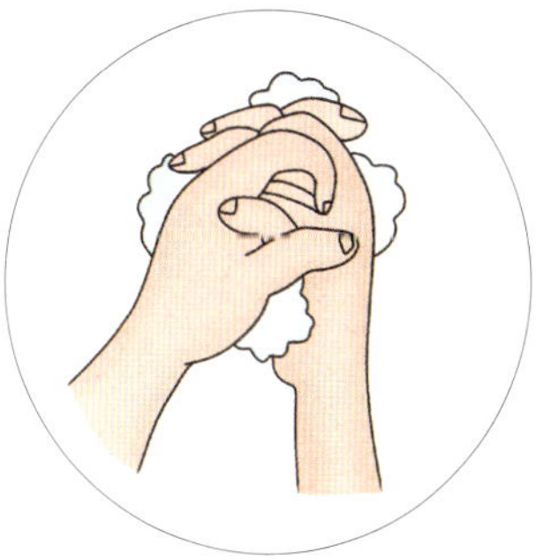

4. 手指缝里搓搓

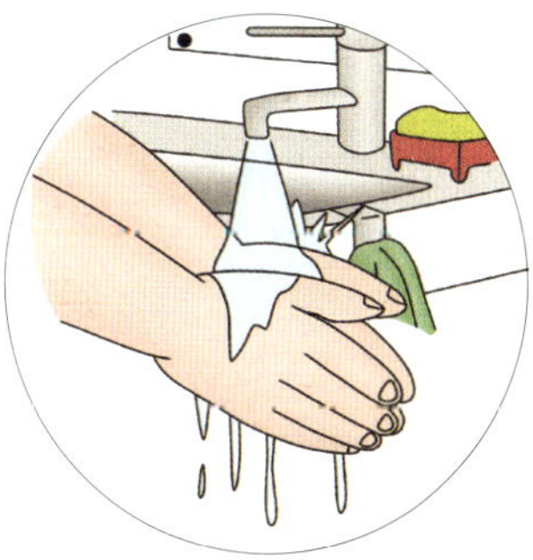

5. 五指头儿往下垂从上往下冲水

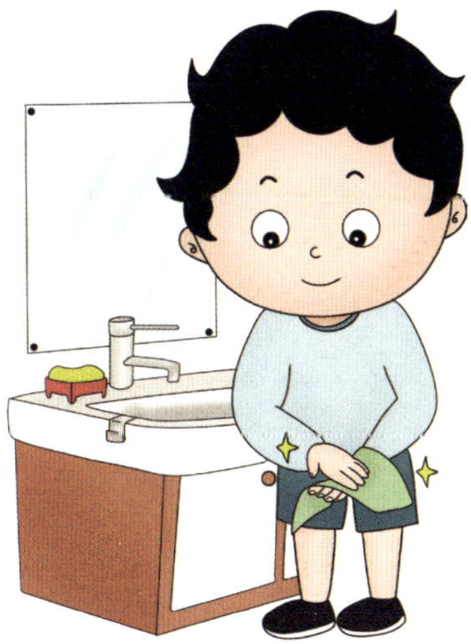

6. 关上水龙头，拿毛巾擦手

爷爷奶奶看过来

有些爷爷奶奶为了让宝宝环境更加清洁，会在清洁宝宝餐具、玩具、衣服时使用消毒剂，外出游玩时也经常用消毒湿巾、免洗消毒洗手液为宝宝擦手。其实这样做就过犹不及了。不仅会有消毒剂残留的隐患，还可能使宝宝体内正常菌群受到抑制，引起胃肠道疾病。给宝宝洗手用温水和不含抗菌物质的普通香皂即可。

育儿专家提醒

宝宝每次搓洗双手 15 秒才能有效除菌。听着 15 秒觉得很短，其实它远比你想象得要长。找一首 15 秒的歌在宝宝洗手时播放，能调动宝宝洗手的兴趣。

平衡膳食是维护肠道健康的基石

平衡膳食是身体健康的基础，也是维护宝宝肠胃健康的基石。为了帮助父母科学合理地喂养婴幼儿，使每一位宝宝都能健康成长和发育，根据婴幼儿生长发育特点，充分考虑当前婴幼儿喂养存在的各种问题，充分汲取了近年来国内外的婴幼儿营养学研究成果，中国营养协会发布了《中国婴幼儿喂养指南》。

0~6 个月宝宝喂养指南

6 个月内处于宝宝一生中生长发育的第一个高峰期，对能量和营养素的需求很高。但这时候，宝宝消化器官和排泄器官发育尚未成熟，功能不健全，对食物的消化能力及代谢废物的排泄能力仍较低。母乳既可提供优质、全面、充足和结构适宜的营养素，满足婴儿生长发育的需要，又能完美地适应其尚未成熟的消化能力，并促进其器官发育和功能成熟。所以，建议妈妈首选母乳喂养。

1 产后尽早开奶，新生儿第一口食物应是母乳。初乳富含营养和免疫活性物质，有助于肠道功能发展。

2 6 个月内尽量纯母乳喂养，因为母乳是宝宝最理想的食物，有利于肠道健康微生态环境建立和肠道功能成熟。但母乳不足要补充配方奶粉。

3 母乳喂养应顺应婴儿胃肠道成熟和生长发育过程，从按需喂养模式到规律喂养模式递进，这样有利于保护肠道健康。

4 婴儿出生后数日开始每日补充维生素 D。不管母乳喂养，还是人工喂养，都能满足婴儿骨骼生长对钙的需求，不需额外补钙。

5 婴儿配方奶粉是不能纯母乳喂养时的无奈选择。由于婴儿患有某些代谢性疾病，乳母患有某些传染性或精神性疾病，乳汁分泌不足或无乳汁分泌等原因，不能用纯母乳喂养婴儿时，选择适合相应月龄的婴儿配方奶粉喂养。

6 监测体格指标，让宝宝保持健康成长。身高和体重是反映婴儿喂养和营养状况的直观指标。疾病或喂养不当、营养不足会导致婴儿生长缓慢或生长停滞。6 月龄内婴儿应每半月测一次身长和体重，病后恢复期可增加测量次数，并选用世界卫生组织的《儿童生长曲线》判断婴儿是否得到正确、合理喂养。

7~24 个月婴幼儿喂养指南

对于 7~24 个月的婴幼儿，母乳仍然是重要的营养来源，但单一的母乳喂养已经不能完全满足宝宝对能量及营养素的需求，必须引入其他食物，特别是富含铁的食物，以防宝宝出现贫血。与此同时，7~24 个月婴幼儿胃肠道等消化器官的发育、感知觉以及认知行为能力的发展，也需要通过接触、感受和尝试，逐步体验和适应多样化的食物。从被动接受喂养转变到自主进食，这一过程从婴儿 7 个月开始，到 24 个月时完成。

1 继续母乳喂养，6 个月后添加辅食。母乳仍然可以为 6 个月后婴幼儿提供部分能量，包括优质蛋白质、钙等重要营养素，以及各种免疫保护因子等。但 6 个月后母乳不能满足宝宝对铁的需求。婴儿满 6 个月时，为了满足婴儿的营养需求，要给宝宝添加辅食。同时，添加辅食还能促进宝宝感知、心理及认知和行为能力的发展。

2 从富铁泥糊状食物开始，逐渐添加达到食物多样。7~12 个月婴儿所需能量约 1/3~1/2 来自辅食，13~24 个月婴幼儿 1/2~2/3 的能量来自辅食，而婴幼儿摄入的大部分铁来自辅食。因此婴儿最先添加的辅食应该是富铁的食物，如强化铁婴儿米粉、肉泥等。在此基础上逐渐引入其他不同种类的食物以保证营养均衡。

3 提倡顺应喂养，鼓励但不强迫进食。随着婴幼儿生长发育，父母应根据宝宝营养需求的变化，感知及认知、行为和运动能力发展，顺应婴幼儿的需要进行喂养，帮助婴幼儿逐渐达到与家人一致的规律进餐模式，且学会自主进食，遵守必要的进餐礼仪。尊重婴幼儿对食物的选择，耐心鼓励和协助宝宝进食，但绝不强迫其进食。

4 1 岁前宝宝辅食不加调味品，尤其不能加糖和盐。辅食应保持原味，不加盐、糖和刺激性调味品，保持淡口味。淡口味食物有利于提高婴幼儿对不同天然食物口味的接受度，减少以后出现挑食偏食的风险，还能降低儿童期及成人期肥胖、糖尿病等风险。

5 注意饮食卫生和进食安全。选择新鲜、优质、无污染的食物和清洁水制作辅食。制作辅食的餐具、场所要保持清洁。辅食应煮熟、煮透。制作的辅食应及时食用或妥善保存。进餐前宝宝要洗手，保持餐具和进餐环境清洁、安全。

6 定期监测体格指标，追求健康生长。适度、平稳生长时最佳的生长模式。每 3 个月一次，定期监测并评估 7~24 个月婴幼儿的体格生长指标有助于判断其营养状况，并可根据体格生长指标的变化，及时调整营养和喂养方式。

2~5 岁宝宝喂养指南

2~5 岁宝宝生长速率与婴幼儿期相比略有下降，但仍处于较高水平，这个阶段的生长发育情况直接关系到青少年和成年期发生肥胖的风险。经过 7~24 个月期间膳食模式的过度和转变，2~5 岁宝宝摄入的食物种类和膳食结构已接近成人，是饮食行为和生活方式形成的关键时期。与成人相比，2~5 岁宝宝对各种营养素需要量较高，消化系统尚未完全成熟，咀嚼能力较差，因此对食物的加工烹调方式、时间应与成人食物有一定的差异。

2~3 岁

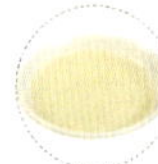

食用油
宝宝每天应摄取 15~20 克

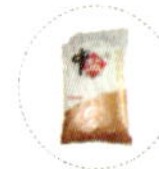
食盐
宝宝每天应摄取 < 2 克

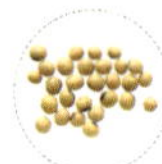
大豆
宝宝每天应摄取 5~15 克

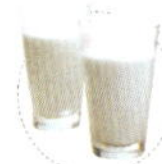
乳制品
宝宝每天应摄取 500 克

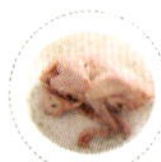
畜禽肉类

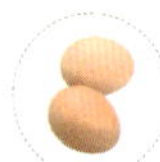
蛋类

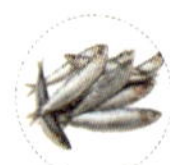
水产品

宝宝每天共摄取 50~70 克

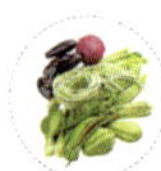
蔬菜
宝宝每天应摄取 200~250 克

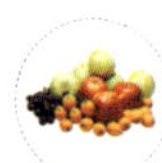
水果类
宝宝每天应摄取 100~150 克

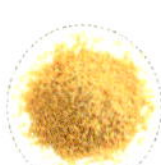
谷类
宝宝每天应摄取 85~100 克

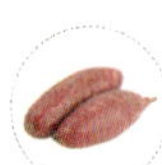
薯类
宝宝每天应适量

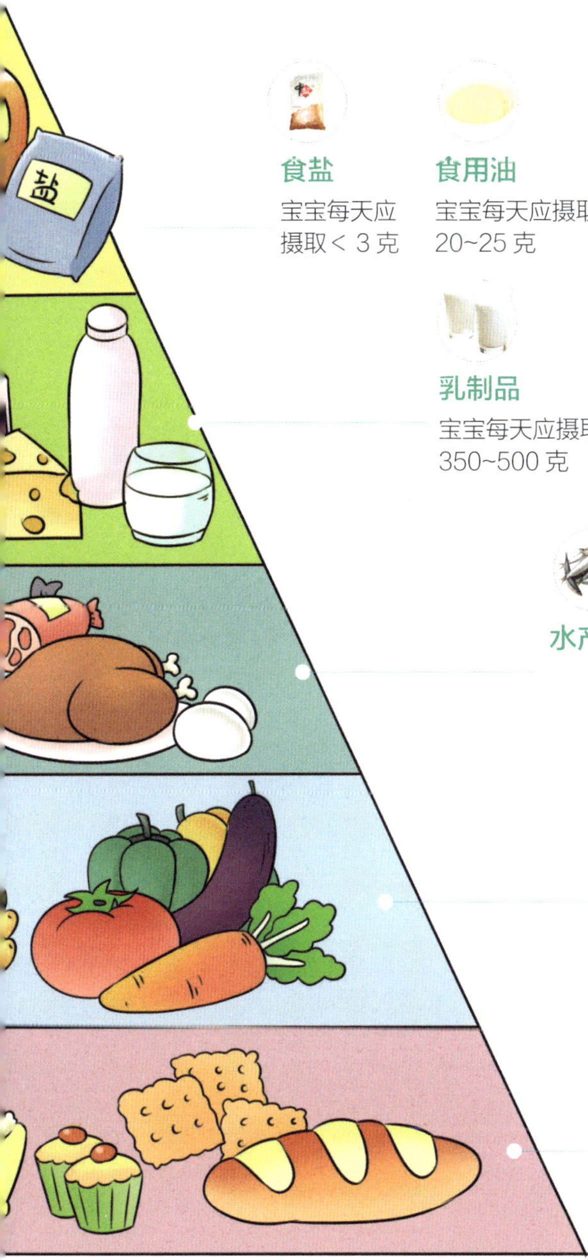

4~5 岁

食盐

宝宝每天应摄取＜ 3 克

食用油

宝宝每天应摄取 20~25 克

乳制品

宝宝每天应摄取 350~500 克

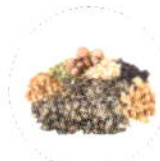

坚果

宝宝每天应适量

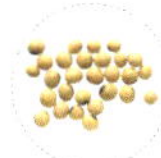

大豆

宝宝每天应摄取 15 克

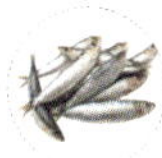

水产品

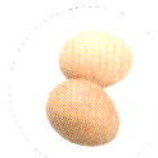

蛋类

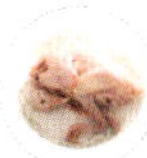

畜禽肉类

宝宝每天共摄取 50~70 克

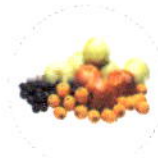

水果类

宝宝每天应摄取 150 克

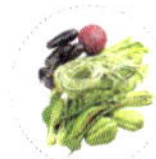

蔬菜

宝宝每天应摄取 250~300 克

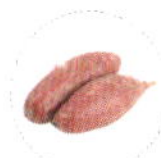

薯类

宝宝每天应适量

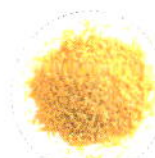

谷类

宝宝每天应摄取 100~150 克

注：本数据来自《中国居民膳食指南 2016》。

专题

哪些辅食添加误区会伤害宝宝

误区1 尽早给宝宝添加辅食好

有些妈妈认识到辅食的重要性，认为越早添加辅食越好，以防宝宝营养不良。于是宝宝刚两三个月就开始添加辅食。

殊不知，过早添加辅食会增加宝宝肠胃的负担，因为宝宝的肠胃发育不完善，且消化腺不发达，分泌功能差，很多消化酶尚未形成，还不具备消化辅食的能力。这样宝宝消化不了的辅食就会滞留在肠胃中发酵，造成宝宝腹胀、便秘、积食等，也可能因肠胃蠕动增加，使宝宝大便量和次数增加，从而导致腹泻。

只有宝宝开始对食物感兴趣了，一直盯着人人吃饭，抓着食物就想往嘴里送，或者每天喝大约1000毫升奶仍旧显得有些饿的样子，才意味着可以给宝宝添加辅食了。

需要注意的是，给宝宝添加辅食前，要确保宝宝近段时间没有肠胃异常，若有腹泻、便秘等情况，就要先缓一缓再添加辅食。

误区2 第一次添辅食要喂蛋黄

很多妈妈第一次给宝宝添加辅食就选择蛋黄，认为蛋黄营养全面，又含有丰富的铁是不错的选择。其实，这是一个误区。蛋黄属于高蛋白、高脂肪的食物，而宝宝肠胃脆弱，摄入蛋黄很难消化，容易引起消化不良，增加肠胃负担。所以，建议妈妈最好在8个月以后给宝宝添加蛋黄，1岁以后添加全蛋。

误区3 宝宝爱吃就多喂

有些妈妈看到宝宝第一次吃辅食就表现出强烈的食欲，忍不住想多给宝宝喂一些。这样，宝宝肠胃一时不能适应而容易导致腹泻、便秘、过敏等。其实，对于宝宝第一次吃米糊，在吃奶前先喂1~2小勺就可以了，然后再喂奶。这样循序渐进地添加辅食，有利于保护宝宝的肠胃。

误区4 宝宝不爱吃辅食是因为没有放调味品

有些妈妈为了让宝宝更喜欢吃辅食，就在制作时加些调味料，结果妨碍了宝宝品尝和享受食物的天然味道，味蕾记住了调味料的味道，时间长了，对没有调味料的天然食物就不感兴趣了。而且，宝宝肠胃功能并未发育完全，对调味料不能耐受，辅食中多加调味料会给宝宝胃肠道造成负担。所以，宝宝1岁前辅食不需要添加调味料。如果宝宝拒绝吃某种新食物，可以几天后再试试，或者将宝宝不爱吃的食物放在宝宝爱吃的食物中，混合在一起给宝宝吃。如宝宝不爱吃胡萝卜，可以剁碎做成小饺子给宝宝吃等。

误区5 为了夜间不饿醒，睡前喂浓奶

小宝宝神经系统发育尚不完善，且夜间睡醒后也不会自主入睡，需要妈妈哄睡。想到晚上要醒3~4次，妈妈和宝宝都很疲倦，妈妈就想怎么才能让宝宝晚上不醒呢？

有的妈妈在睡前给宝宝喝浓浓的奶，还有的妈妈在宝宝睡前给他吃过稠的米粉，这些做法是不对的。因为宝宝睡觉时肠胃蠕动功能本身就不是那么活跃，睡前吃奶过浓或吃米粉过多，会让肠胃拼命地消化这些食物，长此以往，会导致宝宝消化不良。

所以，千万不要在睡前给宝宝喝过浓的奶或过稠的米粉，按照平时冲调比例冲奶粉即可，不需要增加浓度。对于宝宝晚上常醒，排出疾病外，也不必过于担心。当宝宝长到一定程度，神经系统得到发育，如七八个月后就会醒的次数越来越少。有的宝宝发育晚一点，2岁以后，就不会夜间吃奶了。所以，不要为了让宝宝睡整觉，就睡前喂他吃过浓的奶。

误区6 每天换着花样添加辅食

对于稍大点的宝宝来说，这样做是提倡的。但是，在刚开始添加辅食的一两个月里，建议把宝宝适应新食物当作喂辅食的目的。每添加一种新食物应适应2~3天，密切观察是否出现腹泻、便秘、皮疹等不良反应，适应一种食物后再添加另一种新的食物。

误区7 把果汁作为第一种辅食

有些妈妈认为果汁酸甜可口，把它作为宝宝的第一种辅食，宝宝一定会喜欢。这样做是不对的。因为果汁不适宜宝宝饮用，还会刺激到宝宝尚未成熟的肠胃，容易引起腹泻，且习惯于甜味的宝宝以后会拒绝清淡的米糊。所以，妈妈应给宝宝先添加蔬菜类的米糊。

误区8 宝宝食物过敏的话，适应适应就好了

宝宝刚接受一种新食物时可能会出现一些不耐受的过敏反应，如腹泻、皮疹、呕吐等。有的妈妈认为，过敏是因为不适应，接着吃，慢慢适应就好了。

这是非常错误的。宝宝的肠胃可不是“磨炼磨炼”就变强大的。

宝宝刚开始添加辅食时，每次添加一种，发现宝宝有食物过敏症状，最好先停止喂食，待症状消失后过一段时间再从小量开始尝试。

误区9 宝宝喜欢吃冷饮就让他吃

有些宝宝喜欢吃冷饮，因为不想被闹得心烦，妈妈就会给宝宝常吃冷饮。

冷饮进入肠胃，会刺激胃黏膜而使消化酶的分泌减少，从而使消化能力减弱，影响对摄入食物中营养物质的消化吸收。严重的还会导致宝宝消化系统功能紊乱，使宝宝出现腹痛。

误区10 营养都在汤里

有的妈妈认为汤水的营养丰富，因此只给宝宝喝菜汤、肉汤、鱼汤，甚至用汤来泡饭。妈妈的出发点是好的，但长期给宝宝吃汤泡饭，会使食物在口腔内还未嚼烂，口腔里的淀粉酶还没有充分消化食物就滑到胃里，加重胃肠道负担，甚至可能害得宝宝从小得肠胃病。

此外，汤里的营养只有5%~10%，更多的营养是在肉里，再怎么煮，汤里的营养也不如食物本身的营养多。所以，给宝宝喝汤，也要吃肉，才能让宝宝获得充足的营养。

误区11 用辅食代替母乳或配方奶粉

1 岁前宝宝的主要营养来源还是奶品，而辅食只是营养的额外补充。

6 个月后宝宝开始尝试吃辅食，每天添加 点点米粉，米粉要冲得稀一些。6~8 个月是宝宝学习吃辅食的阶段，此时宝宝要学会咀嚼和吞咽食物。8 个月以上的宝宝可以把辅食当作一顿正餐，但不要强迫宝宝吃太多辅食，更不能用辅食代替母乳或配方奶粉。

辅食摄入太多会影响宝宝胃口，容易厌食、厌奶，添加辅食应以不影响吃奶为宜。

第2章

腹泻

防止脱水，及时补水

腹泻，俗称“拉肚子”，是一种由多种病原、多因素引起的，以大便性状改变和大便次数增加为特点的消化道综合征。

宝宝腹泻有哪些类型

经常听到妈妈说，宝宝又拉肚子了。拉肚子也称为腹泻。腹泻是一组由多病原、多因素引起的以大便次数增多和大便性状改变为特点的胃肠道常见病症，也是婴幼儿最常见的疾病之一。

按病程分

- 急性腹泻（病程＜2周）
- 迁延性腹泻（病程2周~2月）
- 慢性腹泻（病程＞2月）

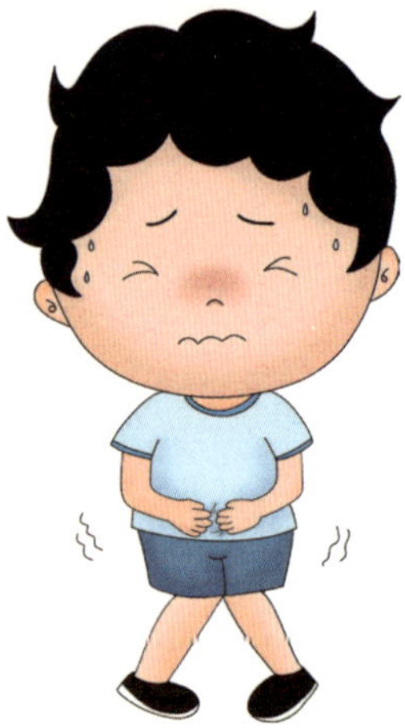

按病因分

感染性腹泻

- 细菌性肠炎
- 病毒性肠炎
- 真菌性肠炎
- 其他

非感染性腹泻

- 过敏性腹泻
- 症状性腹泻
- 食饵性腹泻
- 其他

按病情分

轻型腹泻

特点：

1. 胃肠道症状
2. 无脱水症状
3. 无中毒症状

重型腹泻

特点：

1. 胃肠道症状重
2. 脱水明显、电解质紊乱
3. 中毒症状

宝宝大便偏稀就是腹泻吗

很多母乳喂养的宝宝大便偏稀，次数相对较多，但不一定是腹泻。母乳喂养的宝宝可能每天排便6~12次，也可能每3~4天排便1次，只要宝宝进食、发育、情绪正常，排便不费劲，排便情况就属于正常的。

很多妈妈看到宝宝大便偏稀就认为宝宝腹泻了。

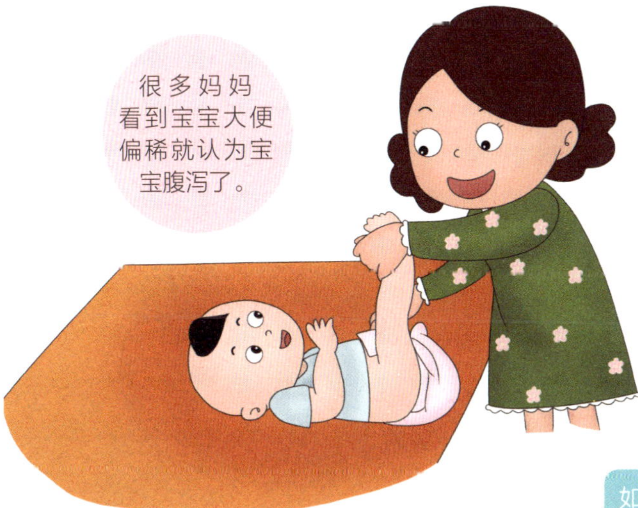

其实不一定。腹泻是以“变稀”和“增多”为特点。判断宝宝腹泻并不是依据每天的排便次数和性状，而是依据**排便次数增多和大便性状的改变状况。**

为什么母乳喂养宝宝大便偏稀呢?

出现上面的情况，主要是因为下面两个因素。

母乳中含有的低聚糖有“轻泻”作用。

母乳喂养宝宝肠道中双歧杆菌占优势。

所以宝宝的大便会偏稀，且次数偏多。

这不是母乳喂养的缺点，母乳喂养不仅能保证肠道健康，还能保证宝宝免疫系统成熟。

如果宝宝真的腹泻了

- 每日大便十至数十次，而且便便很稀或呈水样。
- 出现食欲缺乏、哭闹、睡眠不安等症状。
- 体重增长也会受到影响。

所以，妈妈不能仅仅靠宝宝大便偏稀就断定宝宝腹泻。

育儿专家提醒

宝宝出现腹泻，妈妈要做的第一件事是留取一点大便放在塑料瓶或保鲜膜内送到医院进行大便化验，以确定引起腹泻的原因。在确定病因之前，不要给宝宝乱用药。

宝宝腹泻要立即用止泻药吗

宝宝腹泻是细菌、病菌、真菌、过敏等对肠道黏膜刺激引起的吸收减少或分泌物增多的一种现象，它是**肠道排泄废物的一种自我保护性反应**，通过腹泻将肠道有害物质排出，所以，**宝宝腹泻并一定是坏事**。

治疗宝宝腹泻不能单纯止泻，因为宝宝腹泻时可能因过分失水造成脱水，这时候如果仅仅止泻，容易导致肠道内细菌、病菌、毒素等滞留肠道。

↓

如果这些有害物被肠道吸收，会对宝宝肠道造成更严重的伤害。

↓

如细菌性肠炎时，肠道内的细菌会损伤肠黏膜，引起脓血便。若此时止泻，肠道内细菌、毒素留在体内，可能引发毒血症或败血症。

总之，宝宝腹泻了，并不一定是坏事。腹泻虽然能排出大量体液和未被消化吸收的物质，容易造成急性缺水和营养不良，但也会排出毒素和有害细菌等。所以，宝宝腹泻时，妈妈在不刻意止泻的前提下，应做下面三件事。

1. 注意预防和纠正脱水，可以让宝宝喝补液盐水。
2. 针对腹泻原因适量用药。
3. 及时补充矿物质和水，如喝小米胡萝卜粥等。

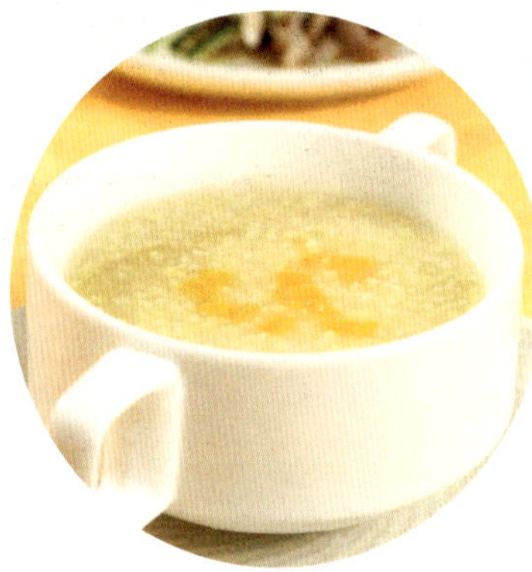

宝宝腹泻能不能立即用抗生素

细菌与人类是共生的关系，一个成人肠道中的细菌重量大概有 1.5 千克，如果肠道没有细菌，那么肠胃功能就不能发挥作用。

但一个婴儿肠道中的有益菌群就相对成人少很多，服用抗生素（包括妈妈乳汁当中的抗生素）就容易杀死大部分有益菌，造成宝宝肠道菌群紊乱，无法消化食物而出现腹泻。有研究表明，婴儿早期服用抗生素会导致宝宝增加过敏、哮喘、肥胖、1 型糖尿病的发病率。

此外，如果宝宝服用一些抗生素，还可能造成药物性耳聋。

所以要遵医嘱为宝宝用药，不能擅自用药，能不服用抗生素就不要服用，不要把抗生素当作灵丹妙药，动不动就“吃吃试试”。

感染性腹泻和非感染性腹泻区别是什么

宝宝腹泻是因为肠道受到刺激，导致肠道消化吸收能力下降，排出未消化的食物。体内大量液体也由身体内转移到肠道中，出现水样便。肠道蠕动加快，导致排便次数增多。它和发热、咳嗽一样，是一种症状，而不是单纯的一种疾病。

细菌、病毒等感染性引起的腹泻。→ 往往发热在先，且多伴有呕吐现象。→ 发热、呕吐后，第一次排便未必是腹泻，但紧接着就会出现腹泻。

消化不良 → 往往表现为大便中有原始食物颗粒，不伴发热，偶有呕吐。

过敏性腹泻 → 在进食一定食物数小时至1~2天内出现，会有反复，与进食明显相关。

气候原因 → 往往与天气变化、换环境等因素有关。

细菌感染导致的腹泻 → 大便中往往可见黏液，甚至脓血样物质，每次排便量并不多。

病毒感染导致的腹泻 → 往往为稀水样大便，每次排便量很多，容易出现脱水。

食源性、气候等非感染性因素引起的腹泻。→ 大便检查往往正常，调整饮食或改变环境就可以纠正。

对宝宝来说，无论哪种原因引起的腹泻，肠道黏膜都会受到损伤。非感染性腹泻损伤相对较轻，但大便检查也可能发现少许白细胞和红细胞。

感染性腹泻，大便检测除了较多白细胞外，还有红细胞。若以红细胞为主，很可能与食物过敏等非感染性因素有关。

此外，要辩证用药。

如何判断宝宝是否脱水

当宝宝出现急性腹泻、呕吐等时，很容易因此引起脱水。宝宝脱水的临床表现如下图。

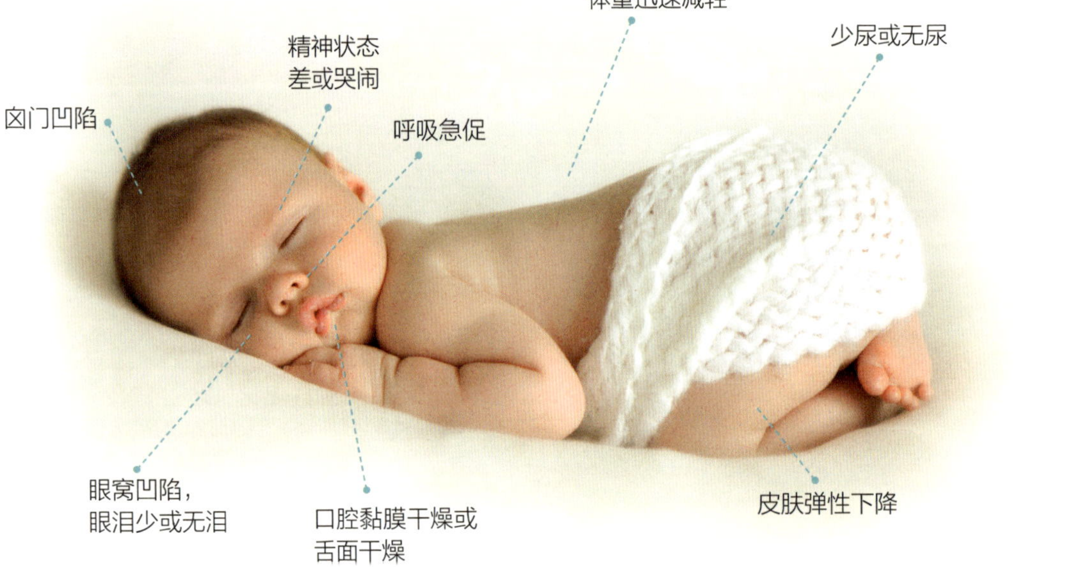

育儿专家提醒

人们对“脱水”这个医学名词并不陌生，但一说到脱水，就有种惊慌失措的感觉。根据重量计算，人体内水分约占60%。正常人通过饮水补充体液，通过出汗、流泪、排尿丢失体液，并以此保持体液的平衡。当体液水平正常时，人体内血流速度稳定且有足够的体液形成眼泪、唾液、汗液、尿液和粪便。体液不足，就出现“脱水”了。

宝宝不同程度脱水的判断要点

	轻度	中度	重度
体液丢失占体重的比例（%）	3~5	5~10	> 10
失水量（毫升 / 千克）	50	50~100	100~200
精神状态	稍差	烦躁、易激怒	嗜睡或昏迷
囟门、眼窝	稍凹陷	凹陷	明显凹
眼泪	有	减少	无
口腔黏膜	稍干	干燥	极干
皮肤弹性	好	差	极差
呼吸	正常	深，也可快	深和快
尿量	稍减少	明显减少	无
休克	无	无	有

腹泻宝宝应补锌

世界卫生组织针对宝宝腹泻提出了新的护理原则：**腹泻补锌**。补锌对小儿肠结构与功能有重要作用，缺锌可导致肠绒毛萎缩，肠道双糖酶活性下降，而补锌能加速肠黏膜再生，提高肠道功能，缓解腹泻症状，缩短腹泻病程。

锌是人体必需营养元素之一，宝宝缺锌主要表现为食欲差、生长缓慢、体格矮小、免疫功能低下。

世界卫生组织的一项研究显示

急性腹泻期间，补锌能缩短腹泻持续时间和降低腹泻的严重程度。在腹泻后的 1~2 周补锌，能降低病后 2~3 个月内腹泻再次发生概率。

世界卫生组织和联合国儿童基金会推荐

急性或慢性腹泻的 5 岁以下宝宝每天口服补锌 10~20 毫克，连续服用 10~14 天。

腹泻与锌缺乏之间的恶性循环

一些微量元素摄入不足，会增加宝宝胃肠道易感染性，尤其是锌缺乏更容易导致腹泻。而宝宝腹泻时，血液中锌会流失 13.1%，锌随粪便丢失也会加重。慢性或迁延性腹泻比急性腹泻时锌降低更明显。如果宝宝没有及时补锌，导致宝宝营养不良和腹泻时间延长。如此一来，就在腹泻和锌缺乏之间形成了恶性循环。

如何为腹泻的宝宝补锌

对于 0~6 岁的宝宝来说，葡萄糖酸锌比较好吸收，可以直接给宝宝喝，也可以混合在奶中喂给宝宝，但要保证宝宝将奶全部喝完。

宝宝腹泻时，体内锌的流失速度很快，且量大。所以需要一种迅速又好吸收的方式帮他止泻，让宝宝口服补锌剂要比食物补锌效果更好。

当然，也可以在宝宝腹泻时和恢复期，为他准备一些富含锌的食物作为辅助，如牡蛎汤、猪肝粥等。世界卫生组织推荐腹泻的宝宝口服补锌 10~14 天，以补充宝宝腹泻时所流失的锌，还能预防腹泻再次发生。所以，不能腹泻停止了就不再给宝宝补锌，要遵医嘱坚持到最后。

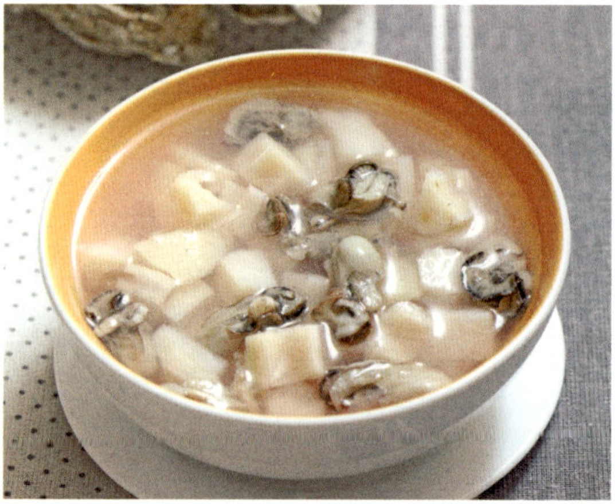

爷爷奶奶看过来

多数爷爷奶奶都知道锌是宝宝成长所需的一种营养元素，但不知道要在腹泻时及时为宝宝补锌。所以，很多爷爷奶奶向医生抱怨“为什么宝宝已经腹泻一周还不见好转”或“宝宝腹泻刚好几天，怎么又开始了呢？”殊不知，及时补锌即可。

腹泻期间不能禁食也不能错食

有些妈妈看到宝宝腹泻了，认为少给宝宝吃母乳或配方奶粉，就不拉了。

其实，这种做法是不对的。因为如果宝宝吃不到食物，就会减少排泄量，病菌不易排出体外，腹泻反而不容易好。所以，宝宝腹泻期间一定要让宝宝吃饱，让病菌有机会排出体外。病菌排得越多，肠道损伤好得越快。所以说，宝宝腹泻期间不能减少宝宝的奶量。

有些宝宝腹泻一次会瘦很多，主要是因为水分丢失和营养不足导致的。出现在这种情况，主要是两个原因：一是禁食；二是错食，虽然吃了东西，但吃的东西不对，身体无法吸收。所以，腹泻期间给宝宝吃什么还是有讲究的。

宝宝腹泻时，肠道的消化吸收能力已经减弱了，而且食物、病菌都可能伤害肠道黏膜，这样一来，腹泻就会越来越严重。如果是刚出生的宝宝肠道没有黏液这层保护膜，他们多是吃母乳。如果是人工喂养的宝宝，就需要选择则特殊婴儿配方奶粉——腹泻奶粉（俗称止泻奶粉）。

育儿专家提醒

腹泻会破坏肠道黏液层中的乳糖酶，如果此时再吃含乳糖的配方奶粉，乳糖不仅不能被吸收，还会刺激肠黏膜再分泌体液，加重腹泻。而腹泻奶粉中不含乳糖，不会加重肠道负担，还会提供充足的营养。

宝宝腹泻的危害有哪些

宝宝腹泻了，只要找对原因，对症治疗，就能让宝宝尽快恢复健康。但如果妈妈忽略了宝宝的护理，会给宝宝造成巨大危害。

危害1 脱水 → 腹泻会导致体内水分和电解质大量流失，严重时会导致脱水、低血钙、低血钾，甚至导致肾衰竭、昏迷、休克并有生命危险。

危害2 严重感染并发症 → 当宝宝腹泻严重时，肠道黏膜会受到损伤，肠道抵抗力下降，很容易导致肠梗阻、肠穿孔等。

哪些情况下，宝宝腹泻需看医生

宝宝一旦出现以下情况，爸爸妈妈要立即带他去医院。

1. 宝宝月龄小于6个月或体重小于8千克。
2. 宝宝小于12个月，且拒绝进食或拒绝喝水超过数小时。
3. 宝宝便中见血或黏液；体温超过37.5℃，宝宝看上去状态很不好。
4. 口服补液补不进去或没有效果。
5. 宝宝有严重腹痛症状。
6. 宝宝有重度脱水症状。

新生儿腹泻

怎样早早发现新生儿腹泻

新生儿期，妈妈几乎每天都和宝宝在一起，只要妈妈用心观察宝宝的便便情况，很容易早早发现宝宝腹泻的症状。

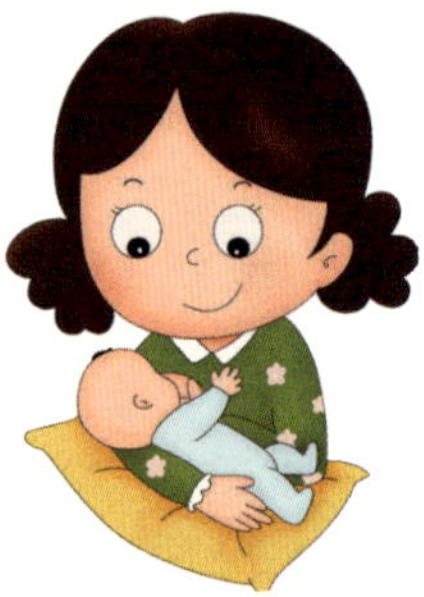

母乳喂养的宝宝

每天大便次数多达7~8次，甚至达到11~12次，外观呈厚糊状，如果宝宝精神好，吃奶好，体重增长正常。

宝宝大便是正常的。

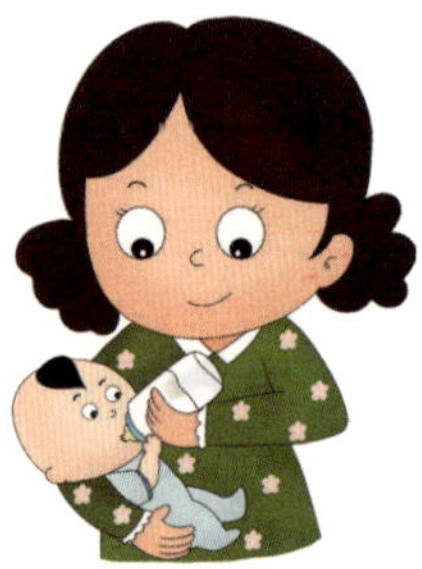

人工喂养的宝宝

每天大便5次以上，或大便中出现像鼻涕状的黏液，或带脓血或含大量水分。

应及时去医院检查治疗。

肠胃免疫力低下易引起腹泻

出生前

在妈妈无菌的子宫内生长，一般不会受到细菌及病毒的感染。

出生后

外界细菌及病毒较多，加上新生儿肠胃免疫力低下，最易受细菌或病毒等感染，很容易患感染性腹泻。

在给宝宝喂奶前一定要擦拭乳头，保持干净，否则会造成宝宝在喝奶的时候，乳头上的细菌传染给宝宝。要是给宝宝喂配方奶粉的话，奶具在使用之前要煮沸消毒，奶粉也要现冲现喝，剩奶就不要给宝宝喝了。此外，抱新生儿时，应先洗净双手，避免细菌进入新生儿的胃肠道，导致腹泻。

育儿专家提醒

除了妈妈不能母乳喂养外，尽量让新生儿吃母乳，因为母乳有利于肠道健康微生态环境建立，有利于增强新生儿的肠胃免疫力。母乳喂养会起到预防腹泻的作用只是母乳喂养的一项优势。

喂养不当导致腹泻

新生儿消化系统非常脆弱，如果给宝宝喂食的奶粉过浓、奶粉不适合宝宝体质、奶液过凉、奶粉中加糖等都会引起腹泻。

大便含泡沫，带有酸味或腐烂味，有时大便中掺杂有消化不良的颗粒物及黏液。并且宝宝有呕吐、哭闹的症状。

应对策略

如果新生儿腹泻不严重，妈妈应及时调整奶量，在1~2天的时间内减少奶量，或把奶液稀释为原来的1/2~2/3，一般可以奏效。但是不能长时间稀释，以免造成营养不良。

蛋白质过敏会引起腹泻

有资料显示，7%的新生儿对奶粉中的蛋白质过敏。

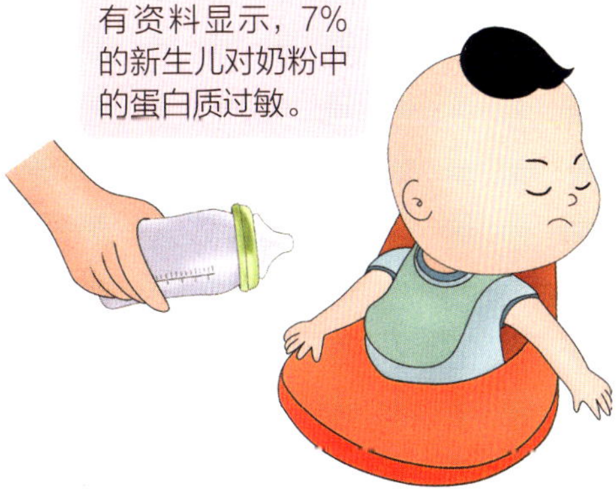

应对策略

妈妈应根据医生的处方给新生儿选择特殊的奶粉，也就是过敏奶粉。

因蛋白质过敏引起的腹泻多发生于人工喂养的宝宝。另外，有遗传性过敏体质的新生儿更容易对奶粉中的蛋白质过敏。过敏性腹泻表现为大便混有黏液和血丝，伴有皮肤湿疹、荨麻疹、气喘等症状。

新生儿患有感冒等疾病会引起腹泻

很多妈妈都不知道，新生儿感冒和大人不同，新生儿的感冒除了一般的鼻塞、咳嗽等常见症状外，还可能伴有腹泻症状。

应对策略

从根本上把感冒治好，腹泻也就自然而然痊愈了。

育儿专家提醒

应对感冒等引起的腹泻，要避免宝宝出现脱水。母乳喂养宝宝继续母乳喂养，人工喂养宝宝应多补充液体，要少量多次给宝宝喂水，严重脱水者要立即送医院就医。

病毒或细菌感染导致腹泻

病毒或细菌感染导致的腹泻，具有很强的传染性，会在家里和病房内传播。

若不及时处理可出现脱水，因此要格外注意。若大便有黏液脓血，则应考虑是否为细菌性肠炎，一定要及时就医。

其中最具代表性的是肠道轮状病毒感染。这种腹泻占秋冬季小儿腹泻的70%~80%，所以人们又把它称为秋季腹泻。

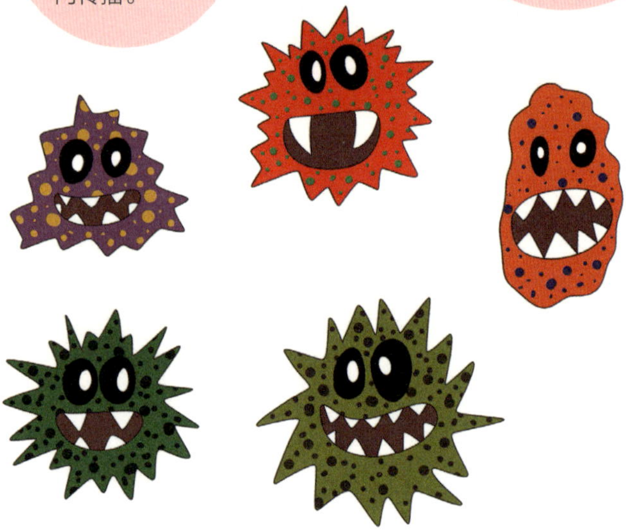

最显著的特征是宝宝大便呈黄稀水样或蛋花汤样，量多，无脓血，同时伴有呕吐、发热等症状。

应对策略 → 不要犹豫，立即去医院接受治疗。轮状病毒感染可以通过疫苗预防。

奶瓶要及时消毒

奶瓶是宝宝最重要的用餐工具，如果奶瓶消毒不彻底，就会滋生细菌，引起宝宝腹泻等肠胃疾病。每次为刚出生的宝宝冲奶都需用消毒过的奶瓶。

奶瓶必须经过高温消毒

配方奶粉营养丰富，每次最好只冲调一次用量的奶液，避免放置时间过长导致细菌滋生（没喝完的奶放冰箱存放不超过 2 小时）。

如果宝宝吃了残留在奶瓶中变质的奶，容易引起消化道疾病。所以，对奶瓶必须进行高温消毒。

奶瓶多久消毒一次为宜

正确的做法是 3 天消毒一次，每次用开水煮沸 15 分钟。平时用开水烫一下即可。

消毒频率不能太高，否则宝宝的肠胃以后难以适应外来的食物。

消毒前应清洗奶瓶

清洗奶瓶

喂完奶后倒掉残余的奶液，用水冲洗奶瓶，倒入清洗液，用奶瓶刷把各个角落清洗干净，尤其是瓶颈和螺旋处。

清洗奶嘴

先将奶嘴反过来，用奶嘴刷仔细清洗。靠近奶嘴孔的地方较薄，要小心清洗，且注意清洗奶嘴孔里的奶垢，以保证奶嘴出奶顺畅。

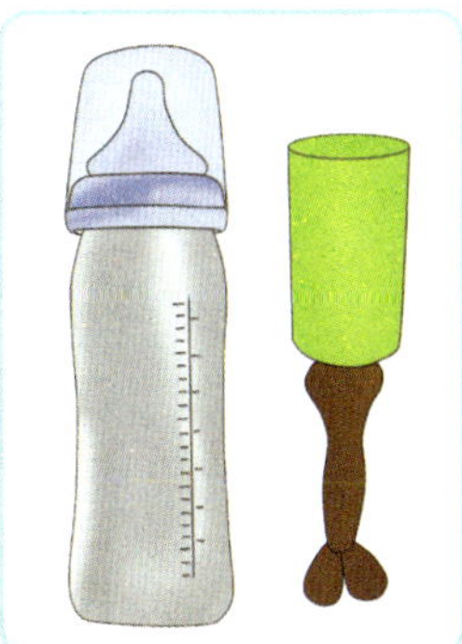

塑料奶瓶 + 海绵奶瓶刷

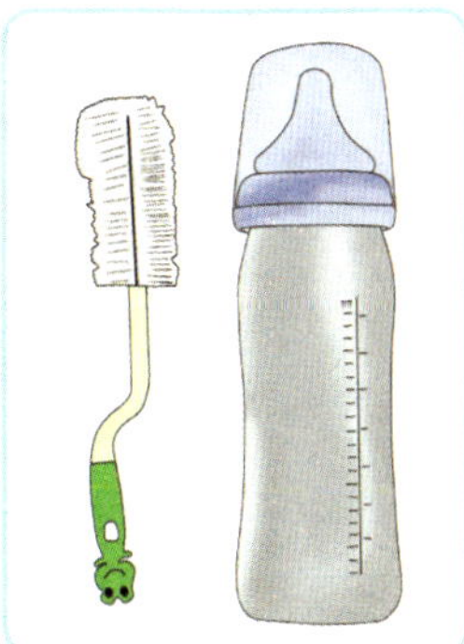

尼龙奶瓶刷 + 玻璃奶瓶

奶瓶消毒有哪些方法

奶瓶消毒方法很多，重点是根据奶瓶材质选择合适的消毒方法。主要有煮沸消毒法、蒸气锅消毒法、微波炉消毒法、专用消毒柜消毒法。

煮沸消毒法

准备一个不锈钢的煮锅。装满冷水，水要能完全覆盖所有已经清洗过的喂奶用具。需注意，不锈钢锅为消毒奶瓶专用，不可与家中其他烹调用锅混用。

玻璃奶瓶消毒法

奶瓶和冷水一起放入锅中，等水开后再放入奶嘴，煮沸 15 分钟即可。等水稍凉后，再用消毒过的奶瓶夹取出奶嘴、瓶盖，晾干了之后再套回奶瓶上。

塑料奶瓶消毒法

等到水开后放入奶瓶、奶嘴、奶瓶盖，再煮 15 分钟即可。最后用消毒过的奶瓶夹夹起，晾干再组装上。

爷爷奶奶看过来

有些爷爷奶奶感觉消毒奶瓶非常麻烦，可以考虑“懒人奶瓶”，这种奶瓶内置一个即用即弃的一次性奶袋，用完不必消毒奶瓶，只要清洗奶嘴就可以了。

蒸气锅消毒法

关于蒸气锅消毒法具体如下。

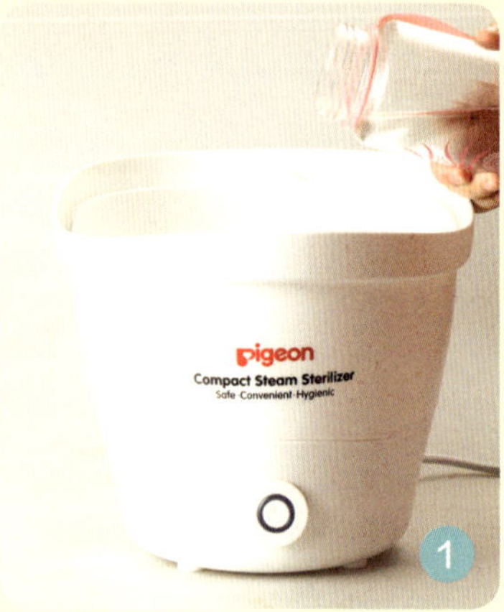

使用前拿掉盖子，取出配件筐、支架和奶瓶筐，然后用奶瓶取 80 毫升水倒入奶瓶筐中。

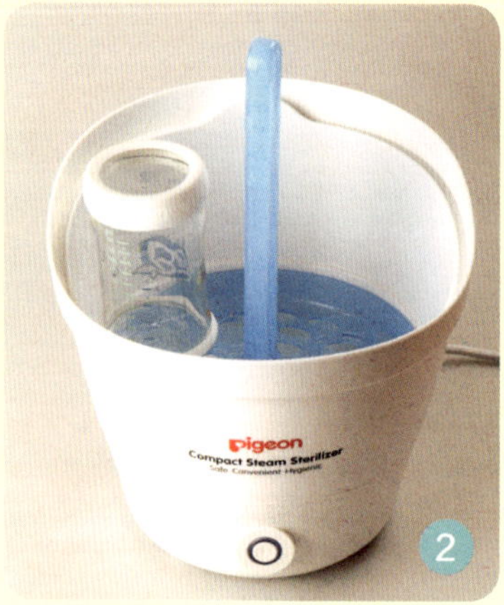

将去掉奶嘴的奶瓶倒置于奶瓶筐中，握住支架垂直放入奶瓶间内。

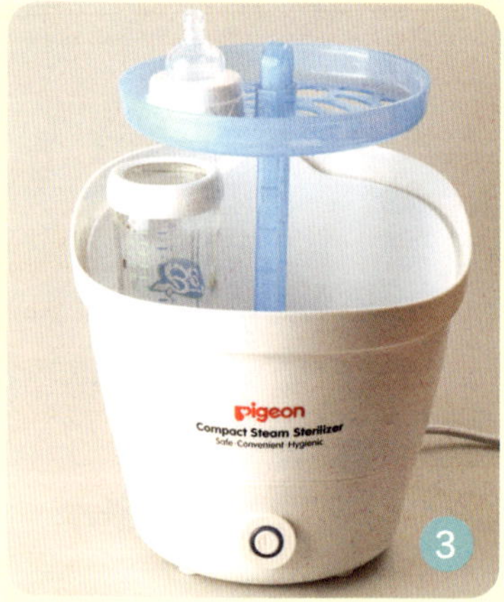

将奶嘴放到配件筐中。

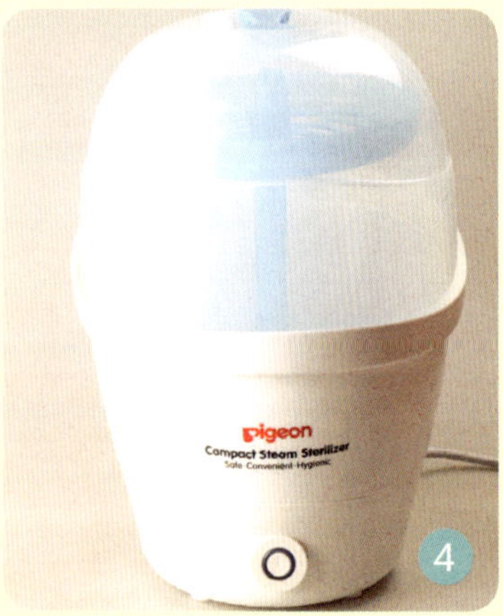

盖好盖子。

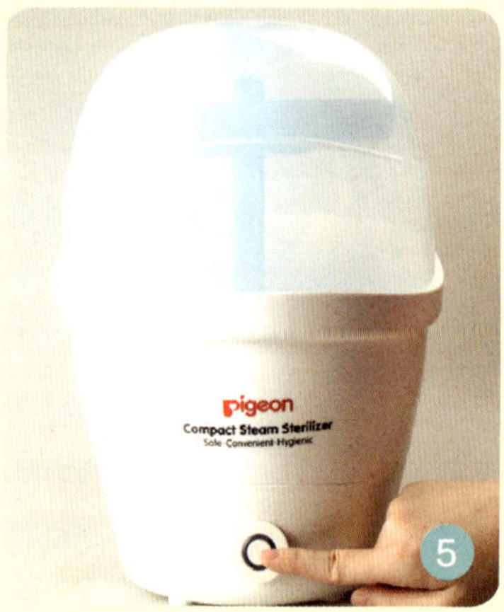

按下开关键，进行消毒，大约 9 分钟即可。

育儿专家提醒

市面上有多种功能、品牌的电动蒸气锅，妈妈可以依照自己的需要来选择。消毒的方式只要遵照说明书操作，就可以达到消毒奶具的目的。

微波炉消毒法

将 PP 聚丙烯奶瓶，清洗干净，装上清水放入微波炉，打开高火 10 分钟即可。但切记不可把奶嘴和连接盖放入微波炉，以免变形、损坏。

专用消毒柜消毒法

现在有些妈妈会给宝宝准备一台专门给宝宝消毒奶瓶、小勺、小碗、牙胶、玩具的婴儿消毒柜。虽然价格稍高，但这种消毒柜用起来比较简单，受到很多妈妈喜欢。妈妈可以根据自己的经济条件选择。

腹泻期间屁屁护理，要注意

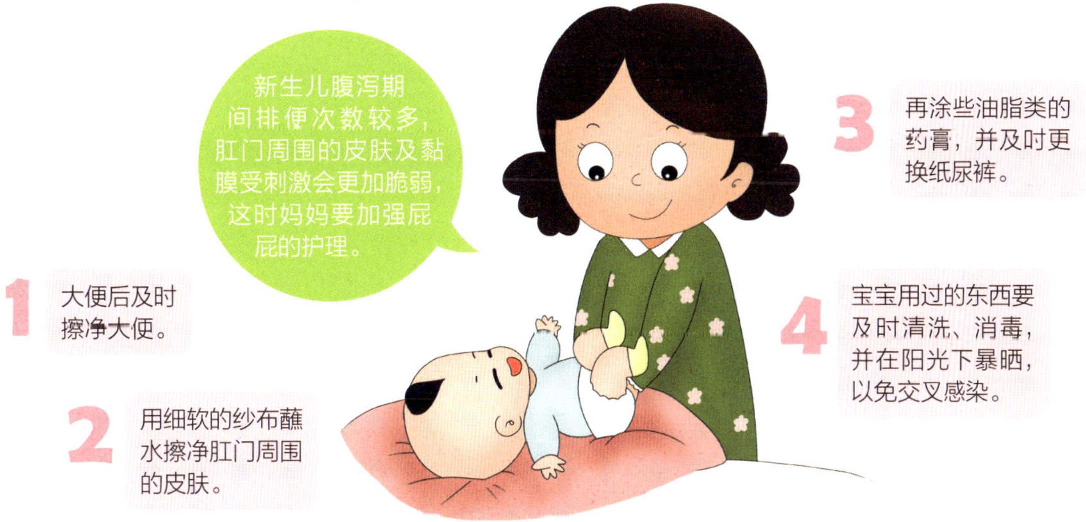

新生儿腹泻期间排便次数较多，肛门周围的皮肤及黏膜受刺激会更加脆弱，这时妈妈要加强屁屁的护理。
1 大便后及时擦净大便。
2 用细软的纱布蘸水擦净肛门周围的皮肤。
3 再涂些油脂类的药膏，并及时更换纸尿裤。
4 宝宝用过的东西要及时清洗、消毒，并在阳光下暴晒，以免交叉感染。

腹泻期间喝腹泻奶粉

宝宝腹泻期间，最好咨询医生是否需要换成腹泻奶粉。因为腹泻期间肠道黏膜受损，会使肠道黏膜上的一种消化奶制品中乳糖的“乳糖酶”受到破坏，即使平时吃母乳、配方奶粉不会出现任何问题的宝宝也容易发生乳糖不耐受的情况。如果是这种情况，要改为“腹泻奶粉”。

育儿专家提醒

腹泻奶粉是一种特殊的婴儿配方奶粉，适用于因乳糖无法耐受而引起腹泻的宝宝。这种奶粉主要是将普通奶粉中的乳糖以麦芽糊精或葡萄糖聚合物取代，且在蛋白质上做了调整。这些奶粉在营养上与其他婴儿奶粉并无差异，是婴儿腹泻期可以放心食用的特殊配方奶粉。

人工喂养宝宝腹泻如何应对

人工喂养的宝宝一旦出现腹泻，如果腹泻不是很严重，可能是因为喂养不当所致，应及时调整奶量，在 1~2 天的时间内应减少奶量或把奶液稀释喂养。但不能长时间稀释，以免造成营养不良。

保持充足的睡眠和规律的作息

宝宝保证充足的睡眠和规律的作息，有利于改善和增强宝宝的免疫系统，加速新生儿腹泻的康复。

在家该如何用药

腹泻期间

- 要注意适当补液和补锌。
- 还可以服益生菌。

育儿专家提醒

大人在护理过腹泻的宝宝后要及时洗手，以免细菌或病毒再污染别处，反复感染。另外，家长可收集好宝宝的大便到医院检查，但不能用纸尿裤携带粪便，因为只有带有液体的大便才能做检查，而纸尿裤会吸收大便的水分。

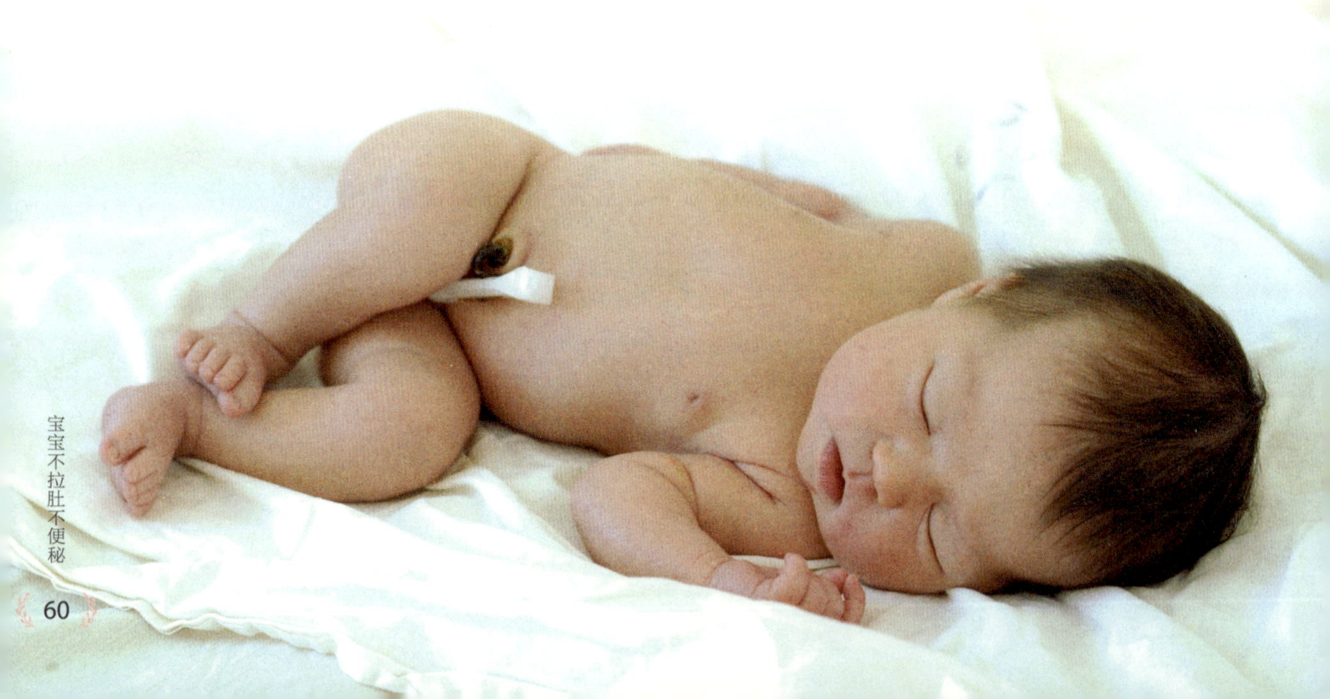

按按腹部，推推脊，能增强肠胃吸收功能

如果新生儿病情不是很重，而宝宝吃药又非常困难，妈妈可以给宝宝按摩，通过调整、改善、增强胃肠道的消化吸收功能，使腹泻停止。

揉揉腹部，促进肠道蠕动

让患儿仰卧床上，妈妈用一手掌面沿顺时针方向揉摩腹部，约 15 分钟，能起到调整肠胃功能的作用。

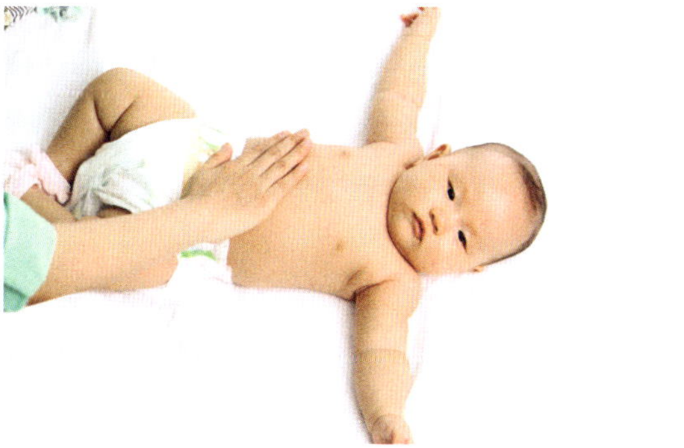

推脊，调整肠胃功能

新生儿俯卧床上，妈妈由下而上推脊柱及脊柱两侧肌肉隆起处，以发热为宜，有辅助止泻的作用。

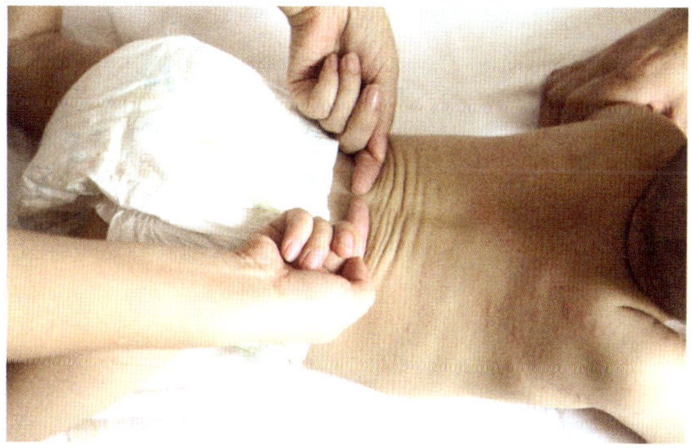

母乳喂养是预防新生儿腹泻的好办法

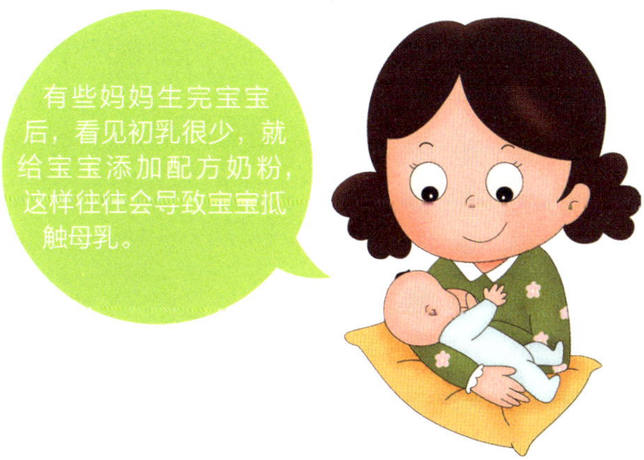
有些妈妈生完宝宝后，看见初乳很少，就给宝宝添加配方奶粉，这样往往会导致宝宝抵触母乳。

1 母乳是最适合宝宝消化和吸收的理想食物，有利于增强宝宝的抵抗力，有效预防宝宝感染细菌、病毒等。

2 母乳有利于肠道健康微生态环境的建立和肠道功能的成熟，能减低感染病毒的机会，起到预防腹泻的作用。

3 母乳含有多种抗体，能增强宝宝自身的抵抗力，尤其能促使宝宝肠道健康，预防宝宝腹泻。

2~6 个月宝宝腹泻

出现这些情况妈妈不必过于担心

这个月龄的母乳喂养宝宝出现大便次数增多、便中混有硬块、便中带有少量黏液的情况，不必过于担心。

因为母乳喂养的宝宝，这个时期通常不容易染上“秋季腹泻”。

母乳喂养宝宝出现“稀便”怎么办

母乳喂养宝宝如果进入 2 个月后出现“稀便”的情况，妈妈首先应想到**是不是因为母乳分泌量增加使宝宝喝奶量增多造成的**。

这时，妈妈可以测量一下宝宝的体重，如果原来每 5 天增加 150 克，而现在变为 200 克，说明这可能是母乳增加引起的。所以，妈妈这时候注意不要喝太多催乳汤，正常饮食即可。慢慢地，宝宝的大便次数就会随之减少。

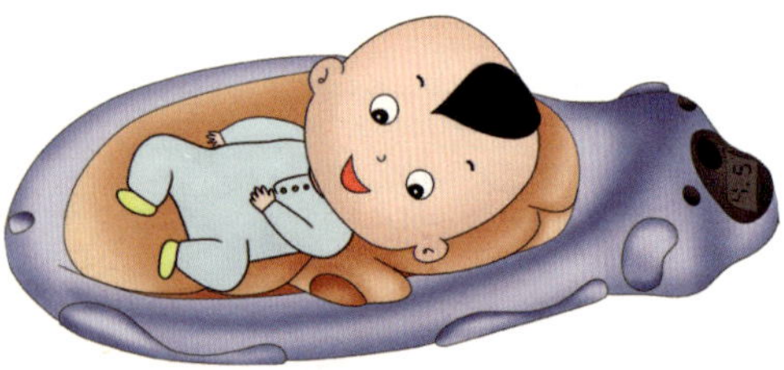

给宝宝测量体重时，应脱去其鞋子、袜子，摘掉帽子，在宝宝空腹状态下进行，否则结果会有误差。

人工喂养宝宝极少出现腹泻

人工喂养宝宝，只要奶瓶、奶嘴严格消毒，这个月龄出现腹泻的概率比较小。

没有发热的迹象 + 精神状态好 + 偶尔有便稀

可能是配方奶冲调不合理导致的，只要按照配方奶粉外包装说明冲调，慢慢地，宝宝的大便就会正常了。

什么情况下需要到医院检查大便

如果宝宝出现以下的情况，应带宝宝去医院就医。

住处附近流行痢疾 → **去医院** ← 大便里发现血或脓

妈妈患了痢疾，1~2 天后宝宝也会出现腹泻的情况 → **去医院**

6~7个月宝宝腹泻

消化不良与腹泻的关系

这个月龄所说的“腹泻”，是宝宝消化不良的别称。

母乳喂养的宝宝，平时大便总是不成形，偶尔还会混有一些小颗粒或黏液，妈妈已经习以为常，认为母乳喂养的宝宝大便就该这样。而人工喂养的宝宝，大便一般较硬，且成条状。突然出现水样便时，妈妈就会想到腹泻，立即带宝宝去医院。这时就给出了“消化不良”的病名，其实，宝宝的腹泻不一定都是病，且6~7个月的宝宝几乎没有大病，多数情况下是小题大做，让宝宝遭受不必要的痛苦。

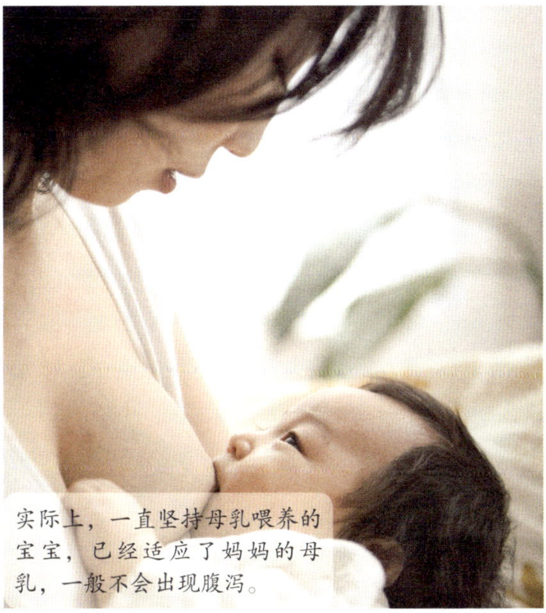

实际上，一直坚持母乳喂养的宝宝，已经适应了妈妈的母乳，一般不会出现腹泻。

此时腹泻的原因及特点

这个时期的宝宝腹泻大致可分为两种。

由细菌、病毒引发

会出现发热、精神不佳、不想吃奶、吐奶等全身症状。

由饮食（吃多了和没吃饱时）引发

大便的形状和以前有所不同，除此之外，宝宝不发热、没有气色改变，和以前一样爱吃东西。

由此可知，只凭宝宝大便形状的改变，不看宝宝的整体状况，就判断宝宝消化不良，是错误的。所以，宝宝是否有问题，妈妈主要看饮食和精神两种因素。

饮食　　精神

当妈妈看到宝宝大便变稀时，首先确认自己给宝宝吃的配方奶粉或辅食是否有卫生问题，如果没有问题，就要仔细观察宝宝的状态。

若宝宝和以前一样精神，爱活动、爱吃饭，体重增长理想，就不必担心。

怎样找出宝宝腹泻的原因

妈妈平时一直给宝宝喂10克土豆泥，而昨天因宝宝特别想吃就喂了30克。

这可能就是腹泻的原因，今天就不要再喂30克土豆泥，而应只喂10克。

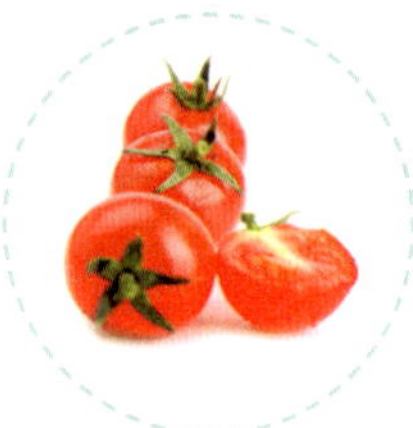

妈妈如果给宝宝喂了他以前从没有吃过的番茄或胡萝卜后，第二天发现宝宝的大便里混有番茄或胡萝卜，且水分较多。

说明宝宝腹泻的原因就是番茄或胡萝卜，今天就暂时不要喂了，可以过几天再试，且减少一半的量。

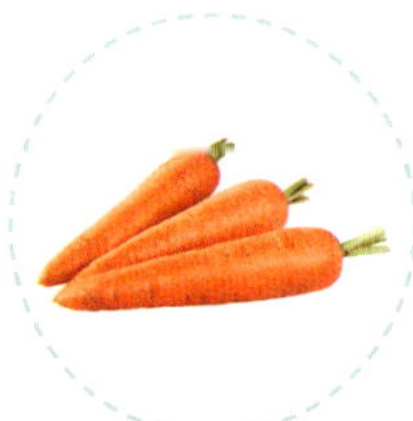

爷爷奶奶看过来

当宝宝因大便次数增多而停止喂辅食后，宝宝腹泻仍不见好转，应尽快就医，排除疾病引起的腹泻后，要尽快恢复正常饮食。

饮食不足会导致腹泻

饮食过量会引起腹泻，这个众所周知。然而，饮食不足也会引起腹泻，这却是常被大家忽视的。

开始时，妈妈会将大便变稀当作消化不良进行治疗。同时，把宝宝一直吃的米粥、三角面片汤等辅食全部停喂，改为母乳或配方奶粉，可是稀便还是不能成形。这就是**“饥饿性腹泻”**，现在称为慢性非特异性腹泻。对此不必担心，只要逐渐加强营养、改善喂养方法、增加辅食即可好转。

不过，喂米汤、面片等是不会起作用的，因为不摄入脂肪，肠道就无法恢复正常功能，进而大便也不利于成形。所以，还是要喂宝宝吃些肉泥等，增加脂肪的摄入。

生活中还有这样的情况。

宝宝因营养不足而不停哭闹，体重也相应减轻。在这种情况下，妈妈怕宝宝营养不良，给宝宝注射葡萄糖等营养补充剂。

实际上，妈妈的做法对宝宝来说简直就是一场灾难。这明显就是饥饿性腹泻，所以当宝宝大便次数增多而停止喂辅食的话，腹泻是不会有好转的，这时应按月龄适当增加各种辅食。如米汤、猪肝瘦肉粥、薏米粥等，很快宝宝的腹泻就会好转。

育儿专家提醒

当家人出现腹泻或在痢疾流行期，宝宝出现腹泻且无精打采时，应就医排除痢疾。此外，日常护理中应多喝水、护理好臀部、保护腹部等，如疑似痢疾应及时就医。

缓解腹泻食谱推荐

蒸苹果 止泻

材料 苹果 1 个。

做法

1. 洗净苹果，将苹果对半切开，去核。
2. 将苹果切成均匀的小块放入盘子中，上锅大火蒸 5 分钟即可。

对宝宝的好处

将苹果切块上锅蒸，可以在短时间蒸熟，如果不喜欢切块，可以整个苹果上锅蒸熟，然后用勺子刮着喂给宝宝食用。

适合年龄 6个月以上

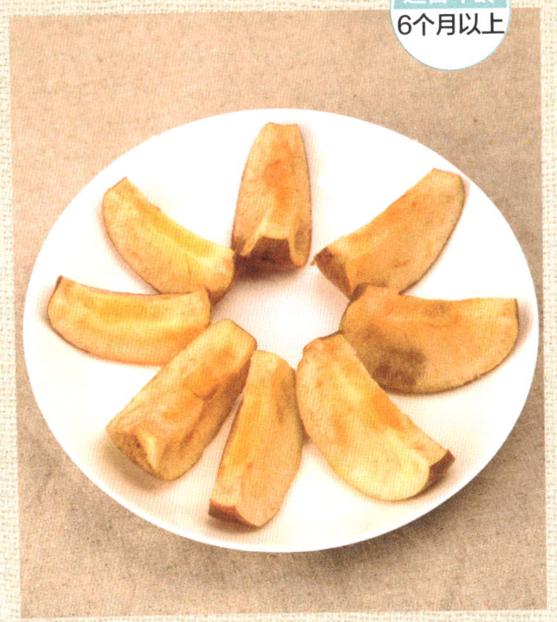

肉泥 补充蛋白质，促进大便成形

材料 猪瘦肉 30 克。

做法

1. 猪瘦肉洗净，锅置火上，加适量水，放入猪瘦肉，煮熟，肉汤留用。
2. 将煮熟的猪瘦肉切成小丁，放入研钵中捣成泥，加少量肉汤搅拌均匀即可。

对宝宝的好处

猪瘦肉中富含优质蛋白，做成泥给宝宝食用能为宝宝补充蛋白质、脂肪，促进大便成形。

适合年龄 6个月以上

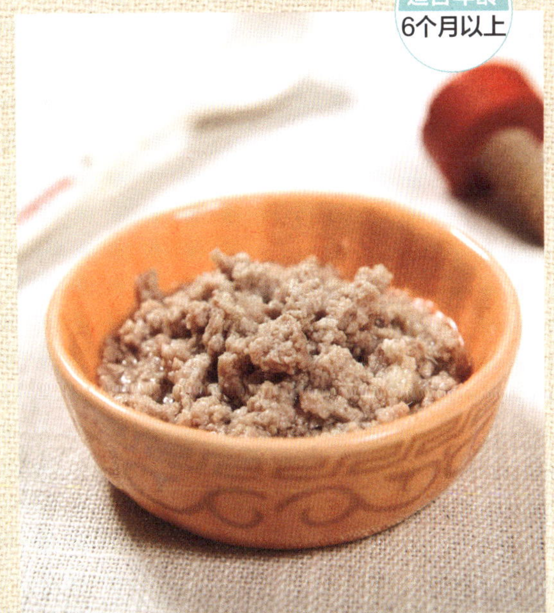

7~8 个月宝宝腹泻

辅食添加适当，引起的腹泻很少发生

宝宝 7 个月，已经逐渐适应了辅食，且能吃食物的种类也增多了，宝宝的肠胃功能得到锻炼，因此，因辅食添加不当引起的腹泻就很少发生了。

辅食添加过多导致的腹泻该怎么进食

因辅食吃得过多导致的腹泻，宝宝既不发热也没有情绪上的变化，只有在大便中会出现没有消化的原始物。这种情况只要出现 1 天，就要把**宝宝的饮食量限制在平时的八成**，一般腹泻就会恢复。

夏季腹泻应防止脱水

夏季腹泻，不一定全是由细菌引起，也可能由各种不同的病毒引起的。细菌引起的腹泻较少，一般服用抗生素就可以治愈。要提醒的是，宝宝服用抗生素一定要遵医嘱。宝宝不发热、精神状态好，且病程不长，这时要防止宝宝脱水，可以给宝宝喝些米汤、挂面汤等，同时母乳、配方奶粉的量要比之前有所减少。

夏季腹泻应尽快就医的情况

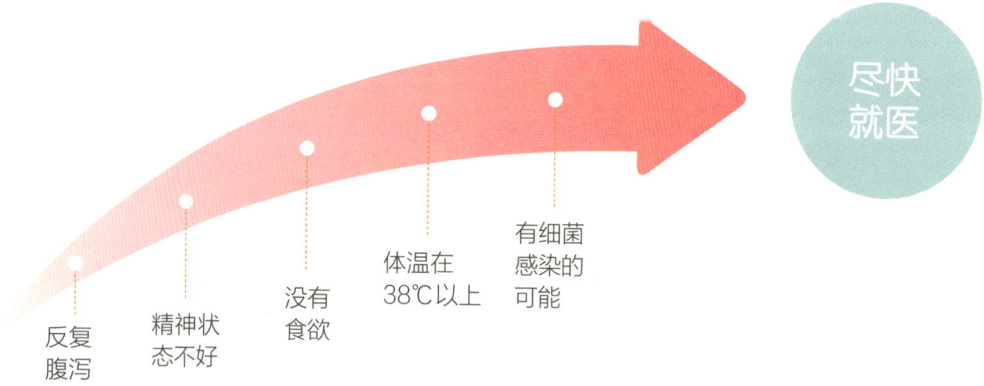

缓解腹泻食谱推荐

蔬菜米糊 补充多种维生素

材料 胡萝卜、小白菜各 20 克，婴儿米粉

做法

1. 胡萝卜、小白菜分别洗净，切碎，放入沸水中煮约 3 分钟。
2. 待水稍凉后，滤出青菜汤，将菜加入婴儿米粉搅匀即可。

对宝宝的好处

胡萝卜、小白菜富含的维生素，能补充因腹泻排出的维生素，维持宝宝身体健康。

适合年龄 7 个月以上

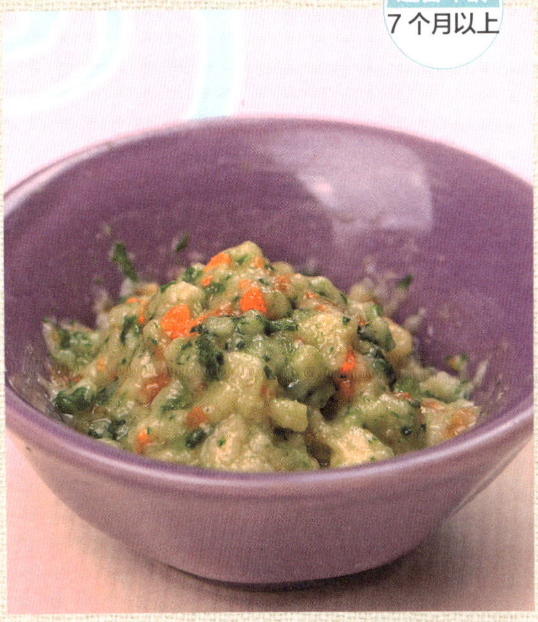

挂面汤 补充水分

材料 鸡蛋挂面

做法

1. 锅内放水置于火上，烧开。
2. 下入挂面煮熟面条，舀汤，放温即可喂食给宝宝。

对宝宝的好处

挂面汤容易消化吸收，营养丰富且含水分多，腹泻宝宝常喝，可以预防脱水。

适合年龄 7 个月以上

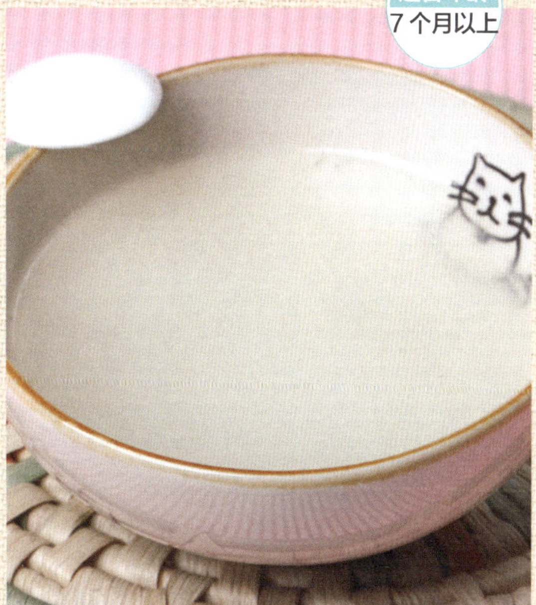

8~9 个月宝宝腹泻

很少是细菌引起的腹泻

这个月龄的宝宝腹泻和以前大不相同，由细菌引起的腹泻已经很少见。夏季里，除了家里大人患腹泻引发宝宝腹泻的情况外，基本不用考虑是由细菌引起的（细菌引起的腹泻，一般情绪都不好，有时还发热）。

育儿专家提醒

有些妈妈尽管知道宝宝是因为饮食过量导致的腹泻，但为了慎重起见，往往会带宝宝就医，孩子反而容易被传染。宝宝尽管不发热、食欲又好，精神状态也佳，但每天都要便 3~4 次不成形便，这种情况除了过量饮食会造成外，“胃肠型感冒”也能引起，应引起重视。

饮食过量引起腹泻怎么办

宝宝前 1 天吃得过多了，第二天出现腹泻，多是饮食过量导致的，一般不用担心。

这时给宝宝禁食也是不对的。

如果宝宝想吃，可以给宝宝做容易消化的辅食，有助于恢复体力，促进身体恢复健康。

宝宝常吃流食，大便一定会成形吗

很多妈妈都认为，腹泻期的宝宝应以流食为主，其实是不对的。这种情况下的腹泻，可能是流食对肠道形成了异常的刺激，也可能是饮食中蛋白质、脂肪不足导致的。在急性腹泻期，可给患儿喂稀粥、稀藕粉、稀面糊等流质饮食。在腹泻好转期，应吃些易消化及营养丰富的流质或半流质食物，如烂面条、蒸蛋羹、瘦肉泥等，少食多餐。

腹泻治疗总不见好咋回事

宝宝腹泻了，怎么治都不见好，多是因宝宝腹泻后，控制了饮食量，给宝宝吃的量少，且辅食营养价值低导致的。在腹泻恢复期后 2~3 天左右，宝宝可按正常饮食量进餐。

育儿专家提醒

这个时候测量宝宝的体重很重要。在恢复以前饮食的过程中，即使仍然有腹泻，但只要体重呈增加趋势，就说明营养状况良好。

缓解腹泻食谱推荐

山药苹果泥 防止腹泻

材料 山药50克，苹果30克。

做法

1. 山药去皮，洗净，切块后上锅蒸熟；苹果洗净，去皮和核，切成小块。
2. 将山药块和苹果块放入搅拌机搅拌泥状即可。

对宝宝的好处

苹果富含果胶、苹果酸、[illegible]起食用，有防止腹泻[illegible]

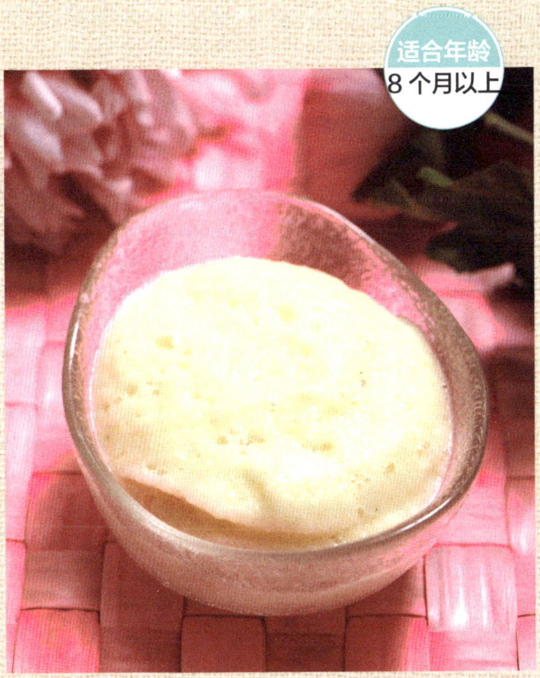

胡萝卜小米糊 防止腹泻

材料 小米25克，胡萝卜30克。

做法

1. 小米淘净，熬成小米粥，取上层米少的米汤，凉凉；胡萝卜去皮洗净，切块，蒸熟。
2. 将胡萝卜捣成泥，与小米汤混合，[illegible]匀成糊状即可。

[illegible]

[illegible]卜中所含的挥发油能起到促进消化和杀菌的作用，可减轻腹泻和小儿胃肠负担。临床观察表明，在给腹泻患儿喂食胡萝卜泥时，再适量喝点小米汤，可大大减少腹泻的次数。

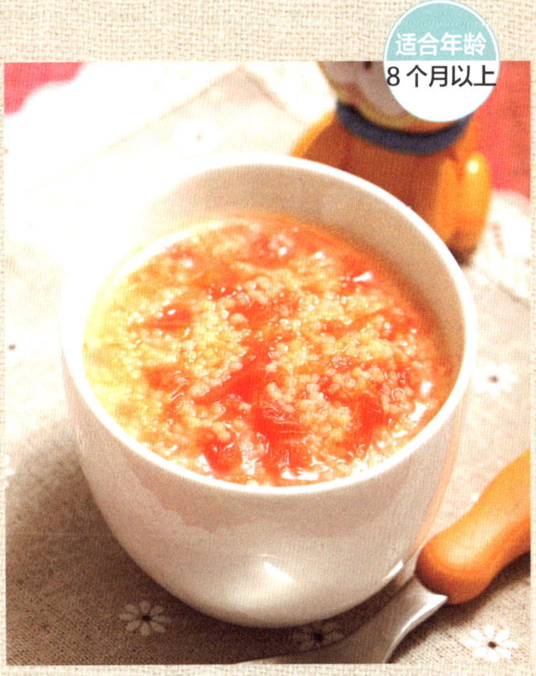

9~11 个月宝宝秋季腹泻

秋季腹泻的高发月龄

每年的 11 月末到第 2 年的 1 月份，医院的儿科都会坐满因“上吐下泻”而精神不振的宝宝。从月龄来看，多为 9~18 个月的宝宝。

还没有想出宝宝吃了什么特别的或者变质的食物，宝宝就突然把吃进去的东西吐出来了，而且很严重，不管是母乳、配方奶粉、辅食，还是凉白开，过 2~3 分钟就都出来。接着就开始腹泻，大便像水一样，通过裤腿流到袜子里，宝宝每天 5~6 次，严重的可达 12~13 次。这样上吐下泻，宝宝全身疲倦无力，体温较高（一般为 38~39.5℃）。

宝宝一般没有咳嗽、鼻塞、打喷嚏等感冒症状，即使有，也很轻。也许因为腹痛的原因，宝宝总是哭，让妈妈抱，如果是 18 个月的宝宝，有的会说肚子痛。

呕吐一般在 1 天内停止，也有持续到第 2 天午后的，但持续 3 天以上比较少见。

若腹泻迟迟不止，即便起初的热退下来了，像水一样的白色或柠檬色便还会持续 3~4 天，时间稍长，大便就变成了质地均匀的有形便，而并不是黏液。也有的宝宝过了 1 周，大便仍不成形。

以前从没有发生过腹泻的宝宝，由于是第一次，妈妈会急得不知如何是好，感到非常害怕，立即带宝宝去医院看病。其实没有这么严重。妈妈平时准备点调节电解质平衡的低渗口服补液盐。宝宝如果吃母乳就给他喂母乳。开始喂进去了也可能会吐出来，没关系，在不吐的间歇让宝宝喝进去。

如果吐得较严重，持续腹泻，宝宝舌头干燥，皮肤抓一下成褶皱，且不能马上恢复原来状态，这说明出现脱水了。这时只靠给宝宝喂水的方法不行，需要去医院输液治疗。

在家里观察宝宝，尤其是母乳喂养时，可以从宝宝吃奶的样子了解宝宝的食欲情况。一般从第 2 天开始喂点小米胡萝卜汤，可给一些腹泻配方奶粉和粥、面条。不过，即使宝宝精神状态转好了，大便也不会马上成形。在家里一般需要 7~10 天可以恢复健康。

育儿专家提醒

一旦又吐又泻，因为难受，宝宝通常不愿意喝水，妈妈要想办法让宝宝尽量多喝水，比如用勺喂水。

精力充沛的宝宝，即使腹泻也不愿意休息，这种情况下不必勉强宝宝睡觉。

妈妈只注意宝宝的大便，给宝宝喂母乳或配方奶粉是不对的，因为不给宝宝吃其他食物，也不利于宝宝恢复健康。只有恢复吃原来的辅食，才可能促使大便正常。

秋季腹泻要用抗生素吗

有些妈妈一看到宝宝腹泻了，立刻用抗生素。实际上，秋季腹泻是由轮状病毒引起的，理论上没有必要用抗生素。因为轮状病毒可能伤害肠道黏膜，造成黏膜损伤，所以，大便常规检查除可查出轮状病毒抗原阳性外，还可能发现少量白细胞和红细胞。不要因为大便中有少量白细胞、红细胞就用抗生素，以免造成在轮状病毒感染基础上又出现抗生素相关性腹泻，延长病程。

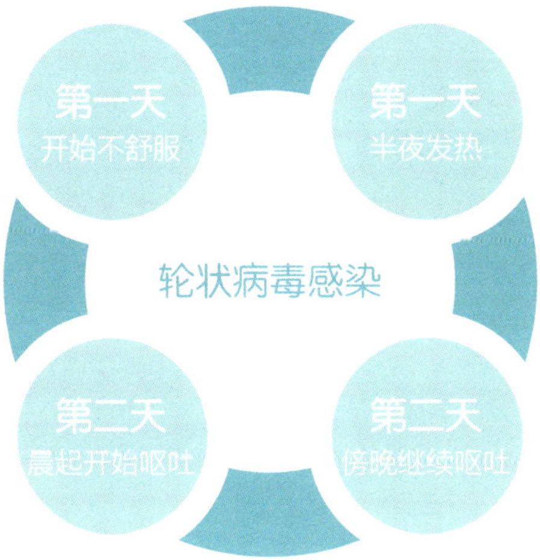

出现上述情况，妈妈就给宝宝吃抗生素，大便检查后显示是轮状病毒感染。为什么给宝宝用抗生素？妈妈理直气壮地说，“为了消炎”。这位妈妈非常有代表性，不知道抗生素只针对细菌或一些特殊微生物感染，对病毒是没有作用的。而大量、频繁地使用抗生素，会导致宝宝肠道内正常菌群失衡，肠道有害菌增多，肠黏膜屏障完整性受损。所以，妈妈别再盲目给宝宝用抗生素了。

可自制液体给宝宝补水

宝宝腹泻了，要给予充足的液体补充，以免出现脱水。宝宝不吐时，想办法让宝宝多喝水。妈妈可以采取以下两种方法。

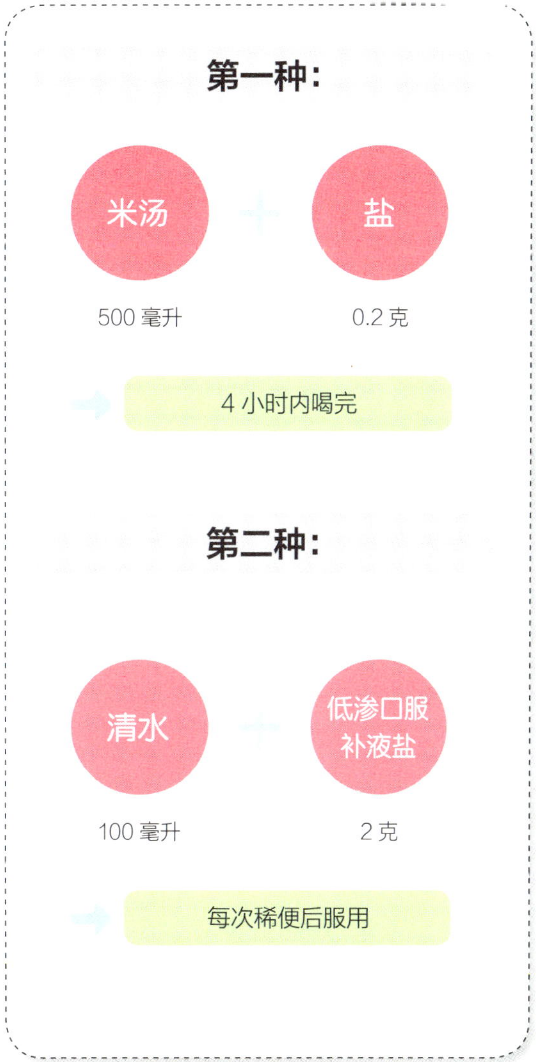

口服补液盐补水的方法

如果宝宝出现轻微腹泻并伴有呕吐，可以去买口服补盐液（一般药店都有）加入到宝宝的饮食中。

口服补盐液估计摄入量

年龄	每次稀便后补充量（毫升）
<6 个月	50
6 个月 ~2 岁	100
2~10 岁	150
10 岁以上	能喝多少就喝多少

注：本数据来自 2016 新版《中国儿童急性感染性腹泻病临床实践指南》。

如果宝宝不喜欢口服补液盐味道，可以给宝宝喝点苹果汁。

喝的时候对入白开水，既能保证水分摄入，还能补充电解质。

此外，苹果汁的糖分不是乳糖，不会加重宝宝肠道负担。

喂点流食和易消化的食物

宝宝腹泻期间，除了喂奶外，还可以喂些米汤等流食。待呕吐停止后，宝宝如果有食欲可以添加一些易消化的辅食，如大米粥、面片汤等。不能因为宝宝腹泻就只给宝宝喂奶，这样也不利于大便成形，还可能导致宝宝营养不良。

怎样预防宝宝臀部溃烂

频繁的腹泻，如不注意臀部的护理，容易使宝宝臀部溃烂，妈妈需要特别注意臀部的护理。

1 每次排便后，用淋浴或坐浴的方法冲洗臀部。

2 最好使用干爽的棉布或纱布擦臀部，不要用湿纸巾用力擦拭臀部。

3 在清洁后，要涂抹护臀膏。

腹泻感染期应远离感染源

在秋季腹泻传染期，宝宝应远离感染源，不要到人多的商场、超市、游乐场等地方，防止交叉感染。

口服轮状病毒疫苗能有效预防腹泻

预防轮状病毒感染最有效的方法就是**口服轮状病毒疫苗**。国产轮状病毒疫苗是减毒重组的活疫苗。

有些妈妈担心轮状病毒疫苗是否能起作用。其实，口服轮状病毒疫苗是针对轮状病毒感染的疫苗，服用疫苗后会大大降低感染轮状病毒的机会，但不能做到 100% 预防。不过疫苗接种后，即使出现轮状病毒感染，病情也会较轻，病程较短。

此外，轮状病毒也可能通过大人传染。所以，大人要注意卫生，如勤洗手，进家换衣服等。

注意事项	详细解释
接种对象	主要是 6 个月 ~5 岁婴幼儿
接种方法	直接喂婴幼儿，每人每次口服 3 毫升，切勿用热水送服
禁忌证 注意事项	有以下症状和疾病的患儿禁用 1. 患急性或慢性感染者 2. 患急性传染病及发热者 3. 先天性心血管系统畸形患者，肾功能不全者，血液系统有问题者 4. 过敏体质、严重营养不良者 5. 肠胃功能紊乱者 6. 有免疫缺陷和接受抑制治疗者
备注	1. 接种过其他疫苗者，应间隔 2 周以上可接种本疫苗 2. 不能用热水送服，否则会影响疫苗免疫效果 3. 玻璃药瓶开封后，应在 1 小时内服完 4. 本疫苗是口服疫苗，严禁注射

缓解腹泻食谱推荐

三角面片 补充水分

材料 小馄饨皮 20 克，青菜 10 克。

做法

1. 小馄饨皮沿对角线切两刀，成小三角状；青菜洗净，切碎末。
2. 锅中放水，煮开后放入三角面片，煮熟，放入青菜碎，煮至沸腾即可。

对宝宝的好处

三角面片汤口味清淡、口感软嫩，有助于宝宝消化吸收，适合腹泻宝宝补水。

适合年龄 9 个月以上

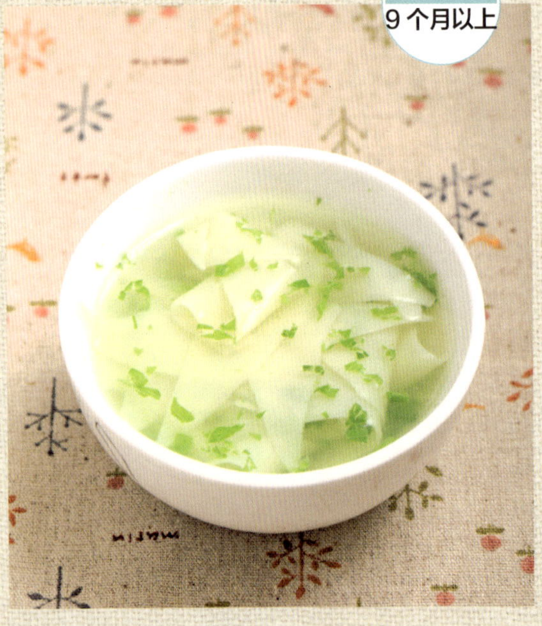

大米粥 促进身体恢复

材料 大米 30 克。

做法

1. 大米洗净，用水浸泡 30 分钟。
2. 锅内倒入适量水烧开，放入大米大火煮沸，再转小火熬煮至大米软烂。

对宝宝的好处

大米粥容易消化，常给宝宝食用有利于补水。此外，大米粥还含有丰富的碳水化合物，能促进宝宝的身体恢复。

适合年龄 9 个月以上

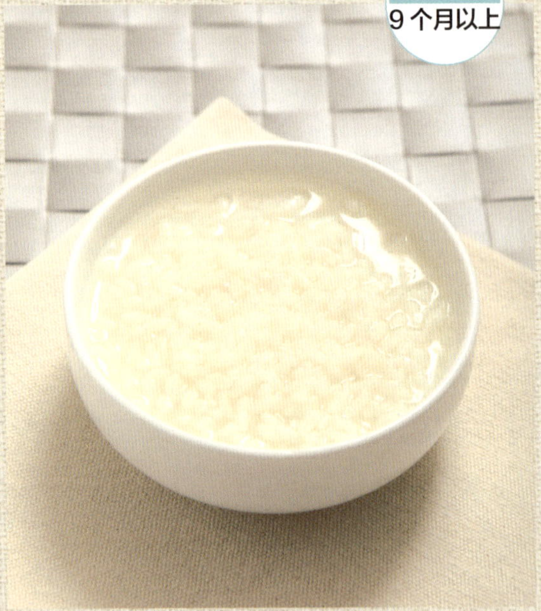

11~12 个月宝宝腹泻

快满周岁的宝宝腹泻，因季节不同，治疗的方法也不同

6~9 月份宝宝腹泻

突然腹泻，有点发热，情绪不太好，宝宝同时出现以上情况，妈妈首先应考虑的是不是宝宝食物中混入了痢疾杆菌、病原性大肠杆菌等，且应及时就医。

总之，夏季的腹泻应给予重视，以保证宝宝安全。

育儿专家提醒

有的宝宝腹泻时，不发热、食欲好、精神状态好。即使这样，如果是在痢疾流行期或妈妈 2~3 天前患了痢疾，也要去医院。

11 月末 ~ 次年 1 月末宝宝腹泻

宝宝腹泻，伴有反复呕吐，首先应考虑是“秋季腹泻”（见 62 页）。如果因不知道这种病而不予理会，宝宝长时间持续腹泻后果非常严重。

平时患腹泻，多是因为吃多了或吃了未吃过的食物导致的。在大便稀软时，给宝宝吃些清淡的粥，一两天即可痊愈。

不过，即使怀疑因吃多了或吃了不易消化的食物而引起腹泻，如果伴有呕吐、发热、没精神、食欲不好、脓血便等症状，应及时就医。

有的宝宝完全没有过食、吃了不易消化的食物等情况，也发生了腹泻，有不少是由病毒引起的。给宝宝做辅食，彻底消毒只是预防的一个方面，病毒从鼻子侵入人体则是防不胜防，所以增强宝宝的抵抗力很重要。

宝宝便便总是稀稀的，是因为吃得过硬吗

有些宝宝的便便总是稀软的，妈妈认为这是宝宝吃得过硬导致，就只给宝宝喂煮得很软的辅食。

大便还是一直呈稀软状，但宝宝精神状态很好，其实这种稀软的便通常是因为宝宝总吃不饱导致的。

这时，妈妈只要给宝宝恢复正常饮食，喂稠一点的粥，慢慢向米饭过渡。辅食中吃些蛋黄、肉末、鱼，大便就会逐渐成形。

缓解腹泻食谱推荐

南瓜软饭 养护脾胃

材料 南瓜 20 克，大米 25 克，白菜叶 10 克。

做法

1. 南瓜洗净，去皮和瓤，切成尽可能小的小块；白菜叶洗净，切碎；大米洗净，浸泡 30 分钟。
2. 将大米放入电饭煲中，煮至沸腾时，加入南瓜块、白菜叶碎，煮到稠烂即可。

对宝宝的好处

南瓜性温，宝宝常食对脾胃非常有利，还能增加膳食纤维的摄入，有利于大便成形，辅助止泻。

适合年龄 11 个月以上

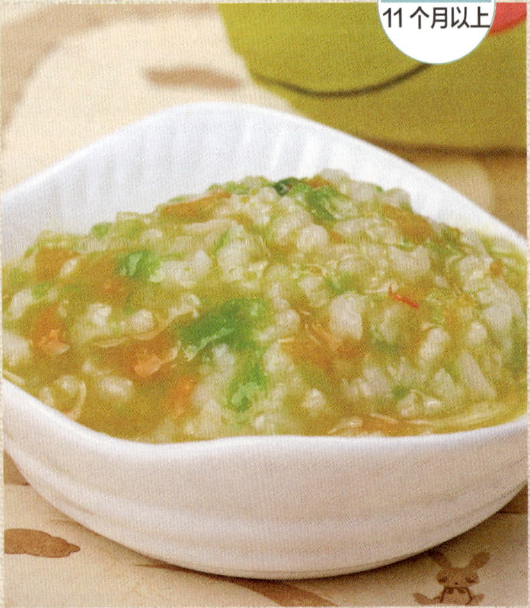

鲜汤小饺子 促进大便成形

材料 小饺子皮适量，肉末 20 克，胡萝卜 30 克。

调料 鸡汤少许。

做法

1. 胡萝卜洗净，切碎，与肉末混合制成饺子馅。
2. 取饺子皮托在手心，把饺子馅放在中间，捏紧即可。
3. 锅内加适量水和鸡汤，大火煮开，放入饺子，盖上锅盖煮，煮开后揭盖，加入少许凉水，敞着锅继续煮，煮开后再加凉水，如此反复加 3 次凉水后煮开即可。

适合年龄 11 个月以上

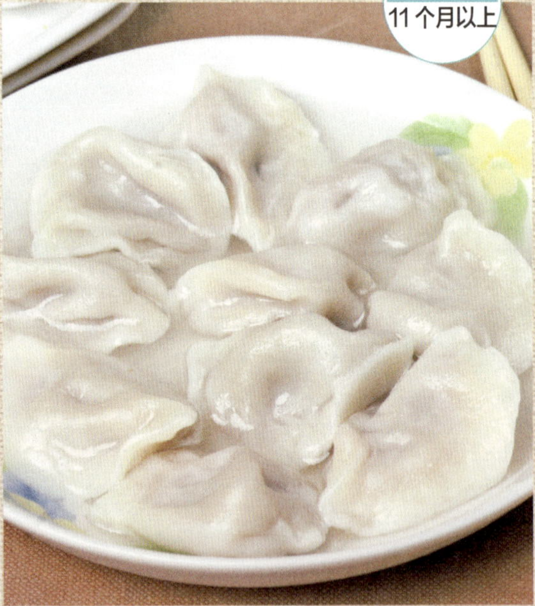

1岁~1岁半宝宝腹泻

可能会发生秋季腹泻

这个年龄段的宝宝到了11月份，可能会发生秋季腹泻。这是一种多发病，妈妈要做好思想准备。了解此病的症状、处理方法（详见70页）。

腹泻期间，想吃什么就吃什么

与周岁前的宝宝相比，这时腹泻持续时间会更长。

宝宝可能会有恶心的情况，也要一点点地给宝宝喂水，以宝宝喜欢吃、常吃的食物为主，这是加快腹泻恢复的窍门。

如果宝宝情况严重，需要禁食，也不要太长时间，否则不利于大便成形，且对其他疾病的抵抗力也会减弱，不利于宝宝的健康。

遇到夏季腹泻该怎么办

夏季腹泻

如果宝宝和大人一起在家里吃饭却只有宝宝腹泻时。→ **没什么大问题**

如果宝宝和大人都腹泻，要考虑是细菌感染性腹泻。→ **应及时就医**

若宝宝腹泻伴有发热，妈妈的应急措施

要充分补充水分，就医前不要吃东西。

育儿专家提醒

如果宝宝腹泻，但宝宝精神状态好，也不发热，可以将饭换成粥给宝宝吃。但如果宝宝发热又没有精神，就马上就医。

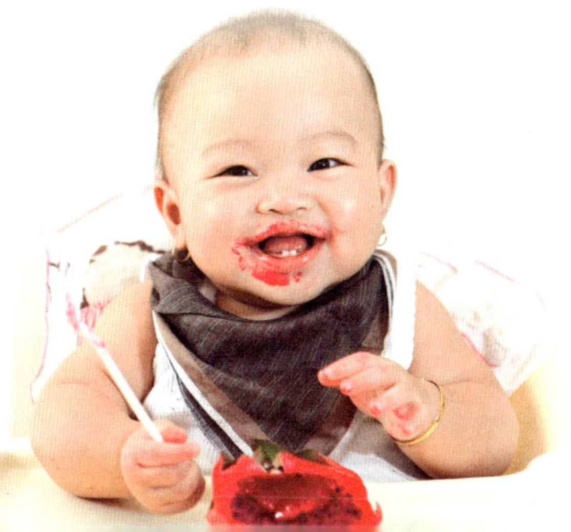

宝宝腹泻期间，给宝宝爱吃的食物（一些特别的食物除外，如冷饮），尽量让宝宝保持愉悦的心情，有利于病情康复。

缓解腹泻食谱推荐

炒米粥 止泻、促进消化

材料 大米30克。

做法

1. 把大米放到铁锅里，用小火炒至米粒稍微焦黄。
2. 锅置火上，加适量水烧开，放入炒米，煮至粥烂即可。

对宝宝的好处

如果宝宝比较小，也可以把做好的粥放入搅拌机中打成糊状喂食给宝宝，止泻效果非常好。

适合年龄 11个月以上

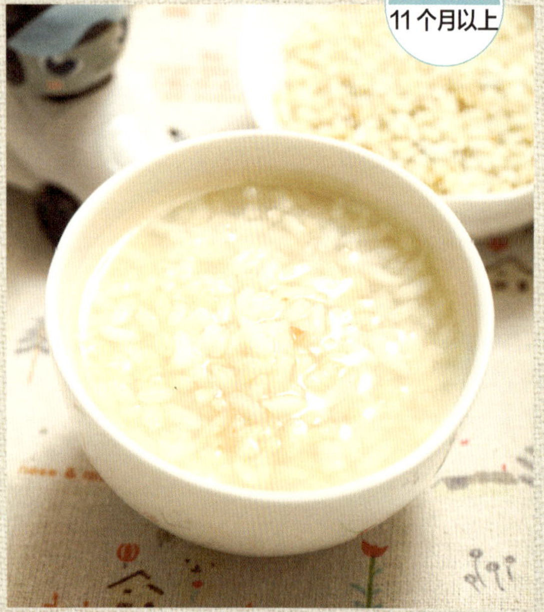

藕粉桂花糕 补充营养

材料 藕粉50克，面粉60克，桂花10克，酵母1克，酸奶适量。

做法

1. 将酵母、酸奶一起搅拌均匀，加入桂花和藕粉调匀。
2. 倒入面粉，调成面糊，倒入容器中，用保鲜膜盖好，发酵好后蒸30分钟即可。

对宝宝的好处

面粉富含丰富的碳水化合物，藕粉容易被宝宝消化吸收，此糕可以为宝宝健康成长提供足够的营养。

适合年龄 1岁以上

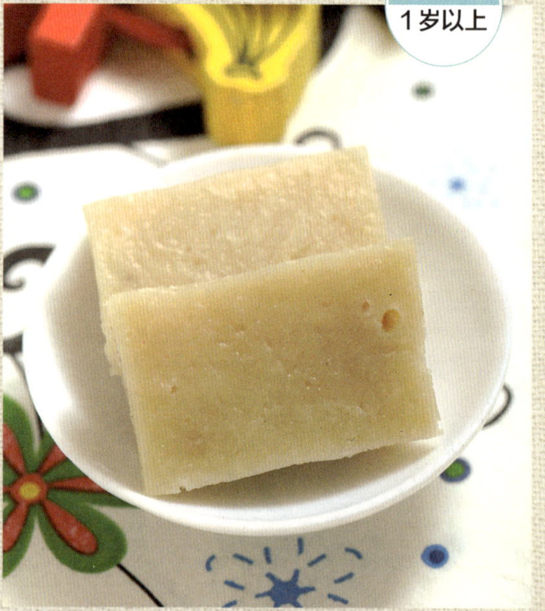

1岁半~3岁宝宝腹泻

病毒引起的腹泻该如何调养

以前一说到2~3岁宝宝腹泻，一般是指痢疾杆菌或大肠杆菌导致的。但近年来，这种由细菌引起的腹泻大大减少，由病毒引起的腹泻逐渐增多。所谓的“消化不良”或“着凉”等引起的腹泻，在大便检查中也会发现病毒。

对于病毒引起的腹泻，除了秋季腹泻外，大多不会出现严重症状，不发热，大便稀软最多2天就好了。

方法 让宝宝禁止吃米饭1天，只吃粥、喝汤等，用热水袋敷在宝宝腹部，一般很快就好了。

育儿专家提醒

对于宝宝的腹泻，一般不必急于看医生。但是，夏季时妈妈腹泻了，接着宝宝也腹泻多次，而且正处于痢疾流行期，就应马上就医。尤其是便里有脓血时应迅速就医，不能采用家庭疗法。

爷爷奶奶看过来

如果宝宝吃得多了，第2天发生腹泻，且便里留有残渣，这是食物吃得过多导致的腹泻，不必过于担心。

缓解腹泻食谱推荐

胡萝卜热汤面 **健脾胃、缓解腹泻**

适合年龄 1岁以上

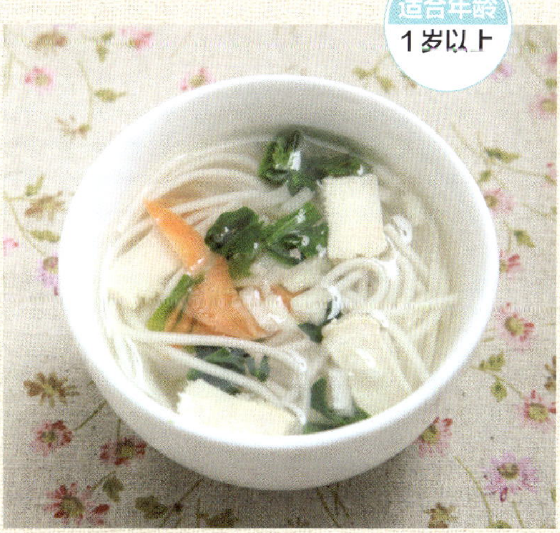

材料 面条25克，胡萝卜、豆腐各20克，菠菜15克。

调料 盐1克，蒜末少许。

做法

1. 菠菜洗净，切段；胡萝卜洗净，去皮，切片；豆腐洗净，切片。
2. 锅内倒油烧热，爆香蒜末，放入胡萝卜片翻炒。
3. 然后加入适量水烧开，放入面条煮熟，放入菠菜段和豆腐片后，煮开即可。

3~6 岁宝宝腹泻

宝宝腹泻不能简单认为吃多了或吃了不消化的食物

有些妈妈认为宝宝吃多了就会腹泻。如果宝宝腹泻前多数会呕吐，这就不仅仅是吃多了。

有些妈妈认为吃了不好消化的食物会腹泻，其实吃了不消化的食物有时候是因为腹泻未消化就便出来了。

因此，对于宝宝的腹泻，不能简单地认为是吃多了或吃了不消化的食物。

此时腹泻原因有哪些

如果宝宝腹泻发生在 6~9 月份，首先要考虑是痢疾杆菌、大肠杆菌等感染导致的。当宝宝腹泻伴有以下症状，应及时就医。

腹泻的宝宝多少有些发热

排便中带脓

排便前喊腹痛，总觉得宝宝没精神

尤其是最近有痢疾流行，或妈妈在两三天前曾患了痢疾，这时宝宝感染细菌性痢疾的可能性更大。

此外，夏季腹泻和冬季腹泻的症状和治疗方法也不同。

如果宝宝腹泻发生在夏季，不能随便在家里治疗，要去医院，治疗过程一定要遵医嘱。

如果宝宝腹泻发生在冬天，多是由病毒引起的，开始多少有恶心、呕吐的症状，多需要通过化验粪便确诊。

通过粪便诊断疾病，必须是由医生来进行。如果便中带脓血要考虑痢疾，如果便中不带脓血，医生也不好判断，这时就必须到医院检验科检查大便，才能确诊。

腹泻弄脏衣裤该如何处理

当宝宝腹泻时，常会来不及上卫生间就把内裤弄脏了。

处理这些内裤时，要把它们当成传染物对待，脏衣服和手要用消毒液消毒。

此外，患细菌性腹泻时，要遵医嘱处理。

给宝宝及时补充水分

对于腹泻的宝宝，最重要的是给宝宝补充充足的水分。

由病毒引起的宝宝腹泻，恶心不会持续很长时间，但补水很重要。

最开始给1杯（200毫升左右）水，注意少量多次，逐渐增加。

↓

水可以是白开水，也可以是果汁，但尽量让宝宝喝白开水。

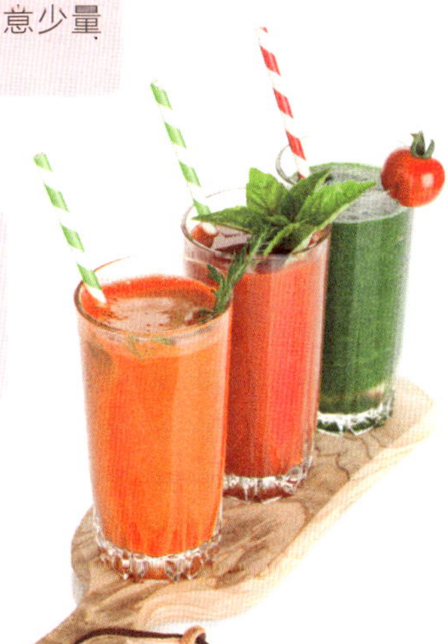

只要宝宝摄入了水分，其他营养即使一两天暂未摄入，也没有太大关系。

宝宝饮食应注意什么

只要腹泻宝宝能充分地摄入水，食欲就会慢慢好起来。

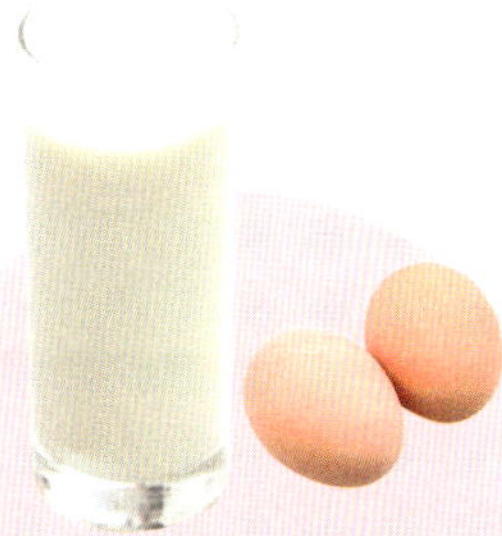

最开始给宝宝喝点热奶，喝点粥，可以加些鸡蛋等。

第2天开始给宝宝吃面条等。

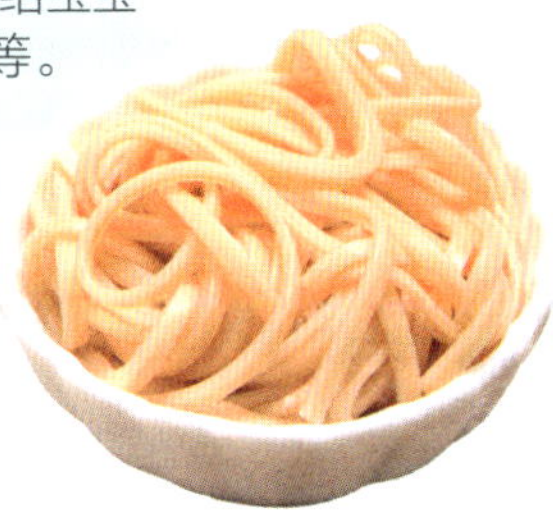

育儿专家提醒

由于宝宝的体质不同，有的宝宝会突然出现稀便，但不发热、精神状态也好、食欲也不错。这种情况就算一天2~3次稀便，也不用打针、强迫宝宝睡觉。只要稍稍限制饮食，避免宝宝吃油腻的食物就可以了。

蛋黄粥 补充营养

材料 大米 30 克，熟蛋黄 1 个。

做法

1. 大米洗净，用水浸泡 30 分钟，放入锅内，加入清水，用大火煮沸，再转小火熬至粥黏稠。
2. 将熟蛋黄放入碗内，研碎后加入粥锅内，同煮几分钟后即可。

对宝宝的好处

宝宝腹泻后会流失大量的营养，蛋黄营养丰富，适合腹泻的宝宝食用。

适合年龄 1 岁以上

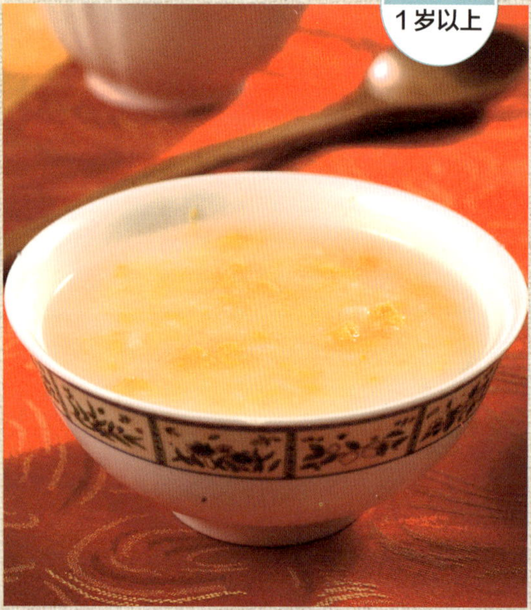

胡萝卜猪肝面 止泻，补血，明目

材料 胡萝卜 50 克，猪肝 20 克，颗粒面 1 小把，白菜 30 克。

调料 葱花、姜片、生抽各适量。

做法

1. 猪肝洗净，切片；胡萝卜洗净，切小丁；白菜在开水中烫至变色，捞出切碎。
2. 锅内烧水，加葱花和姜片少许，加猪肝煮熟，凉凉后切末。
3. 锅内加水烧开，加入颗粒面、胡萝卜丁，煮至快熟时，倒入猪肝碎和白菜碎，加生抽调味即可。

适合年龄 1 岁以上

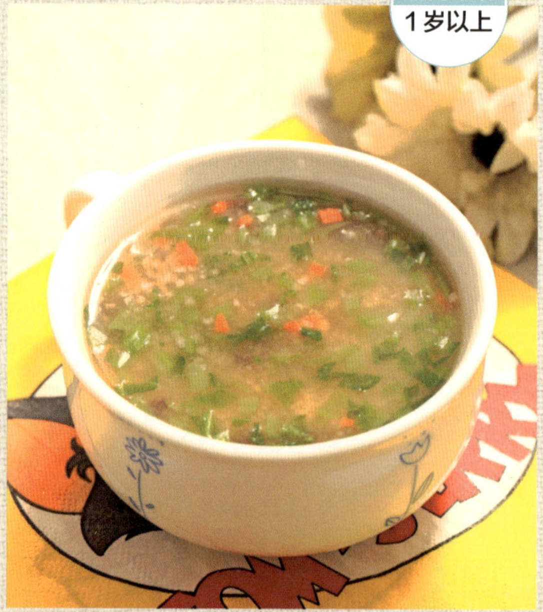

专题 宝宝腹泻常见问题

Q：宝宝腹泻期间还能接种疫苗吗?

A：宝宝腹泻期间最好不要接种疫苗，尤其是不能接种口服疫苗，如口服轮状病毒等疫苗。此外，如果宝宝接种疫苗后出现严重腹泻，或全身出现严重皮疹等，应及时与当地预防接种部门联系。

Q：宝宝腹泻了，做不做检查?

A：宝宝腹泻一般不需要特别做检查，最多做一个大便常规化验。当然有的医生会做一些病原性的检查，如大便验出来有没有轮状病毒等，这个也就是让诊断更准确。大便如果看起来黄黄的、水水的，里面没有血丝或鼻涕样东西，且宝宝没有发烧，可能是病毒感染引起的。如果宝宝发烧很厉害，怀疑患痢疾，会做一些大便培养的检查。如果脱水很明显的话，医生也会抽血做检查，查一下电解质水平。

Q：很多宝宝拉肚子期间会出现呕吐的症状，要不要用止呕药物?

A：不建议家长给宝宝用止呕药。因为止呕药会影响宝宝整个疾病的过程，也会影响医生对疾病的判断，且止呕药有镇静作用，对宝宝副作用较大。但如果宝宝明显是拉肚子，呕吐厉害，排除急腹症外，宝宝难以喝下补液盐，可以在医生建议下给宝宝喂一下止呕药，但要密切观察宝宝的变化。

Q：宝宝一吃完母乳就拉大便，是不是腹泻?

A：一吃完就拉便便是婴儿期很常见的正常现象。母乳喂养宝宝的大便是像糊糊的膏状，即使有点黏液，有点奶瓣，有点酸味，都是正常的，不是腹泻，不必担心。

Q：为什么有的宝宝经常腹泻?

A：经常腹泻是由于胃肠道受到的损伤较重，治疗没有痊愈的情况下又受到药物、不易消化的食物或其他病原菌的影响，使其再度损伤。久而久之，很难完全愈合，从而导致对食物的消化吸收能力下降，形成慢性腹泻。

胃肠道损伤与其他部位的损伤不同。其他部位损伤，可以通过休息或减少刺激等方法加速其痊愈，而胃肠道损伤后还要继续消化食物，使得胃肠道的恢复相对缓慢，导致腹泻反复发作。所以，宝宝腹泻期间，尽量吃些易消化的食物，如大米粥、面条等，既有利于营养供给，还有利于肠道修复。

Q：宝宝腹泻了，能吃成人止泻药吗?

A：成人用的氟哌酸、黄连素等止泻药绝对不能给 12 岁以下宝宝使用，否则可能影响宝宝发育。此外，宝宝腹泻时不要擅自用止泻药。如果是感染性腹泻，肠道内毒素刺激肠黏膜处于高分泌状态时，患儿可以通过腹泻把细菌排泄出去，这是一种保护机制。如果吃了止泻药，腹泻症状暂时缓解了，却会导致病菌滞留体内，可能造成出现诸如感染中毒症状加剧等严重后果。所以，感染性腹泻患儿要在医生指导下用药，家长绝不能擅自用药。

Q：宝宝腹泻喝些米汤补水管用吗?

A：宝宝出现腹泻时，会因水分丢失过多出现脱水的现象。脱水是指体液通过肠道丢失，导致体内缺水的现象。体液包括水、电解质、钾、钠及糖分。所以，给宝宝喝些米汤也是补液的方法之一。但米汤中电解质和糖分含量不一定能满足腹泻宝宝的需要，对较严重的腹泻宝宝，还是建议口服补液盐，少量多次喂。

Q：腹泻奶粉怎样转换为正常奶粉?

A：无论什么原因引起的腹泻都可能导致小肠黏膜受损，引起乳糖不耐受性腹泻。对于人工喂养的宝宝，建议更换不含乳糖的腹泻奶粉。

但由于目前没有检测指标表明宝宝体内乳糖酶恢复程度，所以由腹泻奶粉更换回普通奶粉时，要循序渐进。每次冲奶时，在腹泻奶粉中混入一定普通奶粉。根据耐受情况逐渐增加普通奶粉比例。若增加普通奶粉后，宝宝又开始腹泻了，可暂停添加普通奶粉。

不含乳糖的配方奶粉和普通奶粉混合不会伤害宝宝，所以妈妈不必担心。

Q：腹泻期间高热不退怎么办?

A：腹泻期间若高热不退，可能是宝宝体内水分不足，出现了脱水现象。妈妈也会发现，退热药效减退不如以前，孩子总不能退热。其实，及时纠正脱水也是退热的有效方法。因为无论何种退热药，都是通过皮肤散热、排尿和排便途径排出体内多余热量，如果摄入水分不足，体内没有多余水分通过皮肤蒸发、排便、排泄，那么高热就难以降至理想状态。

所以，无论宝宝处于何种状态，要想退热，就要多饮水。当宝宝出现脱水现象时可以在家中口服补液，如口服补液盐、稀的温苹果水、米汤等。如果家中口服补液后 4 小时，宝宝仍没有排尿，应及时到医院进行静脉补液。此外，如果宝宝有特殊原因不能经口喝水，也要考虑静脉输液来补充体内水分。

Q：宝宝腹泻期间可以按照自己想法给宝宝服用多种药物吗?

A：宝宝一直拉肚子，有些妈妈就会给宝宝吃抗生素，且服用益生菌。还有妈妈把宝宝奶粉换为脱敏奶粉。其实这样做是不科学的。

1. 宝宝腹泻时要检测大便，确定腹泻原因。抗生素不是治疗所有腹泻的灵丹妙药，只有细菌感染的腹泻才需要服用抗生素。
2. 用益生菌纠正抗生素引起肠道菌群失调是没办法的做法。
3. 脱敏奶粉不是腹泻奶粉，而是治疗牛奶蛋白过敏的特殊配方奶粉。

所以，妈妈应先确定腹泻的原因，再选择适合的治疗方法。

Q：是否存在“母乳性腹泻”?

A：实际上，“母乳性腹泻”是一种误解。母乳中含有的低聚糖在大肠中败解，能增加粪便中的水分，所以母乳喂养宝宝的大便偏稀属于正常现象。如果是真正的腹泻，宝宝的生长发育受到一定影响。宝宝腹泻严重，应到医院进行大便检查。如果真的不能接受母乳，当然这种情况发生机会极少，对 6 个月以内宝宝，需要咨询儿科医生和营养师，应选用特殊配方奶粉。

Q：宝宝 2 岁，从小肠胃就不好，经常患消化不良腹泻，有人说腹泻期间不能吃米饭，不能喝奶粉，只能吃粥、面条、馒头，是真的吗？

A：不是。2 岁以内的宝宝，由于胃酸及消化酶的分泌较少，消化功能差，不能适应食物在质和量上的较大变化，因此容易得腹泻。2 岁后宝宝消化系统发育较成熟，腹泻期间饮食以柔软、易消化、营养丰富、热量充足为原则，所以 2 岁的宝宝腹泻期间，完全可以吃之前喜欢吃的软食，如粥、面条、馒头、瘦肉、蒸蛋羹等，奶也可以正常喝。但不能吃太油腻及生冷、辛辣的食物，也不能喝饮料。

Q：吃母乳的宝宝腹泻了，还可以继续吃母乳吗？喝配方奶粉的宝宝还可以继续喝配方奶粉吗？

A：目前针对宝宝腹泻的治疗，推荐对于腹泻前是母乳喂养的宝宝，即使腹泻了，也应该继续母乳喂养。不仅可以继续喝母乳，还应该让他增加喂养时间。因为让他继续喝母乳能帮助他补充能量。

要不要给腹泻的宝宝继续喝原来的配方奶粉，取决于宝宝的腹泻是不是因为乳糖不耐受造成的。如果是，可以将原来的普通配方奶粉换成不含乳糖的配方奶粉，一般的母婴用品店都可以买到这种特殊的配方奶粉。将普通的配方奶粉换成不含乳糖的配方奶粉喝一段时间，能促进肠道黏膜恢复，等腹泻症状消失后，可以换回原来的配方奶粉。

Q：宝宝腹泻期间可以继续进食吗？是否是饿一饿对宝宝更有好处呢？

A：宝宝腹泻期间到底是吃还是不吃，困扰着很多妈妈。很多妈妈认为，宝宝腹泻期间应该禁食，这样能减轻腹泻，因为吃得越多，喝得越多，腹泻就越严重。其实，宝宝腹泻期间应继续原来的饮食，但不要吃没吃过的食物或生冷的食物，也不要强迫进食，还应避免高脂肪、高盐、高糖等食物，如鸡汤、果汁等，因为这些食物会加重宝宝脱水的症状。可以给宝宝选择一些清淡的粥、蔬菜汤等。

Q：溶解好的口服补液盐要一下子喝掉吗？宝宝平时也不爱喝水，大概喂多少就可以了？

A：在给宝宝喂口服补液盐时，要遵循少量多次的原则，口服补液盐含有大量糖和盐，但口服补液盐的配方是世界卫生组织推荐的配方，糖和盐的配比是固定的。糖起到往身体里运盐的作用，但糖的量又不太大，因为过多的糖会像海绵一样把体内水吸到肠道，反而会加重腹泻。

第3章

便秘

有规律才是黄金要素

便秘是指宝宝大便干结、排便困难的过程，绝不是以时间来定义的。如果宝宝一天排5次便，每次都是硬结的大便，也属于便秘。

宝宝便便是啥样的

宝宝出生后，几乎每天都会拉便便，越小的宝宝，拉便便的次数越多。随着宝宝吃的食物发生变化，便便的样子也会变化。那么，不同时期，宝宝正常大便是啥样的呢？

刚出生时期的便便

此时宝宝的便便，也就是胎便，是墨绿色、黏糊状。大多数宝宝在出生后 12 小时内就可以排出“胎便”，3~4 天内排完，没有臭味。随之，大便颜色逐渐呈黄色。

此外，早产宝宝排出胎便的时间有时会推迟，这主要是与早产宝宝肠蠕动功能较差或吃奶延迟等因素有关。

育儿专家提醒

胎便是胎儿期肠道内的分泌物、胆汁、吞咽的羊水以及胎毛、胎脂、脱落的上皮细胞等在肠道内混合而成。所以当新生儿排出墨绿色胎便时不要惊讶，这是正常的现象。尽早喂奶能促进胎便的排出。

过渡期的便便

宝宝开始吃奶后，便便的颜色逐渐呈黄绿色，呈糊状，而且绿色越来越少，黄色越来越多。

育儿专家提醒

从胎便过渡到正常新生儿大便需要 3~4 天，胎便逐渐排净，直至便便完全变为黄色。

母乳喂养宝宝的便便

此时宝宝的便便呈金黄色、软糊状。大便次数较多，通常在新生儿期每天 2~5 次，也有一天排便 7~8 次的状况。但只要宝宝精神和吃奶良好，体重增加正常，没有不适的表现，不必担心。

育儿专家提醒

因为母乳中含有丰富的低聚糖，能刺激肠胃蠕动，且有助于肠道内双歧杆菌的增殖。因此，宝宝的便便不会是硬硬的，也没有明显的臭味，是金黄色，偶尔呈淡绿色，且均匀一致，带点酸味儿。

爷爷奶奶看过来

有些爷爷奶奶照顾母乳喂养的宝宝，总是为宝宝的大便次数而烦恼，生怕宝宝生病了。其实，母乳有倾泻的作用，所以一天 6~8 次甚至可能达到 10 次大便也不算异常，且便便看上去比较稀，呈糊状或水样。

人工喂养宝宝的便便

宝宝的便便呈土黄色或金黄色、硬膏状，可见奶瓣，略带酸臭味，每天1~4次。只要不难排出就不必担心。

育儿专家提醒

人工喂奶宝宝的便便有时会黄中带绿，是因为配方奶粉中铁含量高，吸收不完全造成的，属于正常情况，不必担心。

吃辅食宝宝的便便

此时宝宝的便便呈黄褐色、条状，有臭味，大便次数不规律，可能1天1次或1天3~4次。宝宝从满6个月开始添加辅食，随着辅食数量和种类的增加，大便的性状开始慢慢接近成人，变成黄褐色。

育儿专家提醒

刚添加辅食时，常有绿色菜叶、黄色玉米粒、红色番茄皮等未消化的成分随着大便排出，这是新增辅食时常见现象，不用担心。

混合喂养宝宝的便便

宝宝便便呈浅黄色或黄褐色，比人工喂养宝宝的便便软，且也是稀糊状的，臭气比人工喂养宝宝的便便大，便便的量少，次数为每天3~4次。

育儿专家提醒

混合喂养一般不需要补水。首先，母乳中含有充足的水分。其次，按照说明书冲调的配方奶粉中的水分也能满足宝宝的需要。所以一般情况下混合喂养的宝宝是不需要特意补充水分的。

正常用餐后宝宝的大便

此时宝宝的大便呈深黄或褐色，基本成形，偶尔可见未消化的食物颗粒，臭味较之前加重。正常吃饭后宝宝大便次数较之前减少，排便逐渐规律。

育儿专家提醒

如果妈妈发现宝宝的排便情况异常，带有血丝或脓液等情况，应该及时带宝宝到医院检查或者把宝宝的便便送去医院化验。

宝宝便便分哪几类

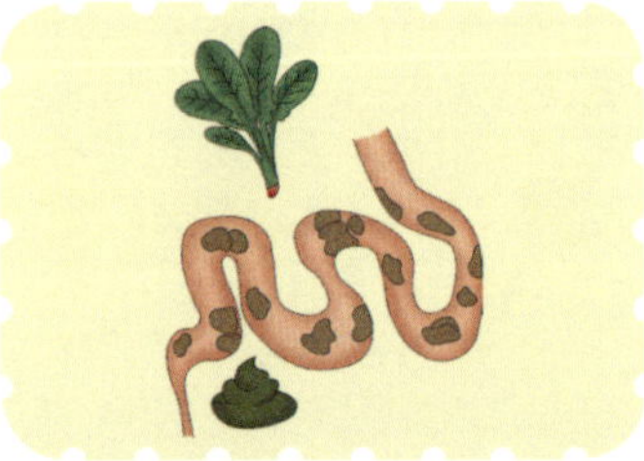

绿色便便

反映宝宝对某些食物消化不好，比如食用含铁量较高和水解蛋白比较多的食物。

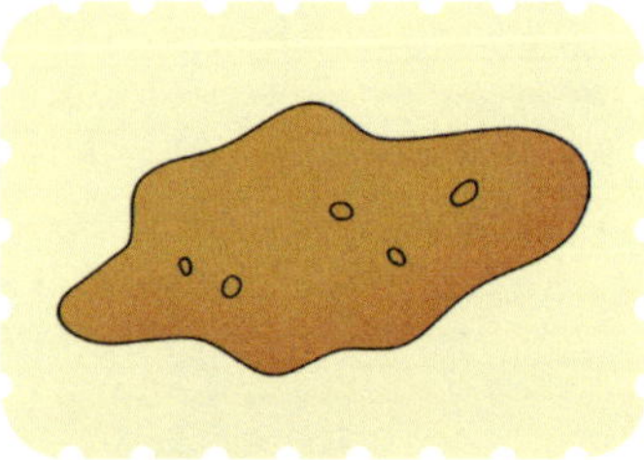

蛋花汤样大便

基本上断定是腹泻，尤其是怀疑秋季出现的轮状病毒引起的腹泻时，应及时就医。

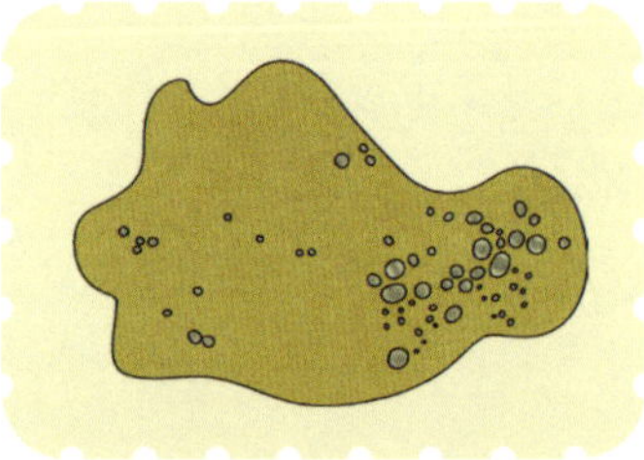

带泡沫的黄色大便

主要是宝宝在吃奶过程中咽下空气，这些空气随着便便一起排出了。

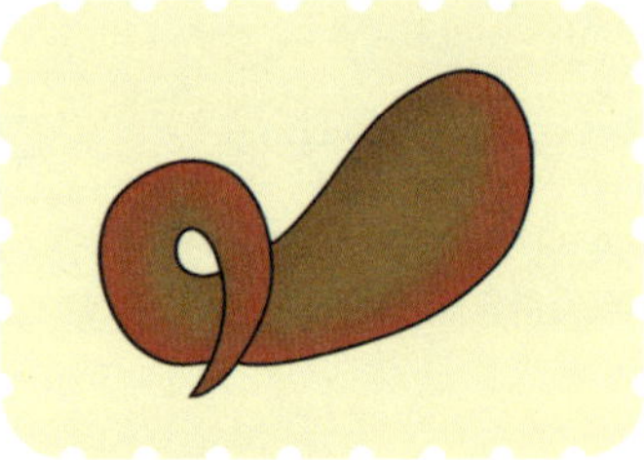

红色血丝便

如果因为大便较硬，排便过程中撑裂肛门，带有一点血丝，就不用担心。如果稀便中有血，就要及时就医。此外，排除宝宝因肛裂造成的出血情况后，宝宝便中带血，很可能跟胃肠道出血有关，应马上就医。

黑色便便

可能是吃了氨基酸配方奶粉导致的。也有人看到黑便怀疑是不是胃肠道出血，如果宝宝是胃肠道出血，会有强烈的反应（精神状态和其他生理指标），而不仅仅是大便的颜色。现在很少见到宝宝是因为大量出血造成黑便。

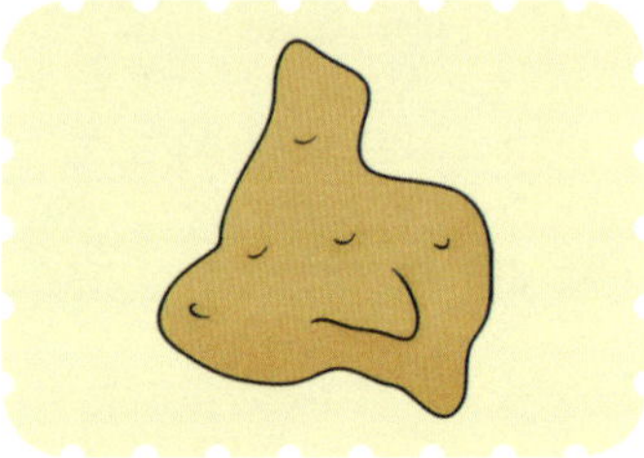

水样大便

是“蛋花汤样便便”的升级版，肯定是病理引起的，需及时就医。但宝宝出生头两天会排出水样大便，这是由于宝宝刚开始进食，肠道蠕动能力不够，就迅速排出大便，但很快就会有实质性的东西排出，这属于正常现象，妈妈不必担心。

宝宝排便没有统一标准，顺畅规律就行

在宝宝排便问题上，很多妈妈认为一定要按照某个频率才是正常的，如一天 1 次或两天 1 次，一旦这个频率被打乱就会担忧。其实每个宝宝的身体结构和反应是不同的。即使同样吃母乳，有的宝宝每天大便几次，有的宝宝每天大便十几次……其实，宝宝排便没有统一的标准。

只要宝宝排便有自己的规律，同时排便不费劲、吃得好、精神状态好、小便正常、生长发育正常，一天多少次大便都是正常的，家长无需担心。

育儿专家提醒

大便次数多少、性状干稀都能作为宝宝生病的依据，如果宝宝的大便频率和性状突然改变，要及时就医。

宝宝几天不大便，是攒肚还是便秘

遇到宝宝三四天不大便，有妈妈说是“攒肚”，不要紧；有妈妈说是便秘，应就医。那么攒肚和便秘到底是如何区分的？

	大便的性状	精神状态	发生时间
攒肚	大便的次数减少，但大便的性状仍然是稀糊状，且排便不费劲	精神状态、食量、睡眠等一切正常	只发生在 2~6 个月宝宝身上
便秘	大便比较干、硬，排便时较费劲，有时能把脸憋红	可能出现睡眠不安稳、大便时哭闹、烦躁不安等不良情绪	任何阶段都可能发生

育儿专家提醒

攒肚是随着宝宝消化能力逐渐提高，能充分消化、吸收进食的东西，导致每天产生的食物残渣减少，不足以刺激直肠形成排便，而导致宝宝 2~3 天，甚至 4~5 天不排便的现象。常见于 2~6 个月的母乳喂养的宝宝。宝宝精神状态好，排便时也无痛苦的表现，大便为黄色软便，不干不硬，无硬结。

测试 你对宝宝便秘了解多少

从排便的次数和干湿看便秘

6个月以内的宝宝：因为整个胃肠道运动不协调，一天4~5次排便也属正常；7~8天排一次便，只要大便不干，也属正常。1岁以后的宝宝：大便干结，排便时间间隔较久（>2天）就不正常了。

腹泻和便秘完全没有关系吗

腹泻和便秘都是肠道的一种状况，如果腹泻和便秘交替出现，且没有规律，也没有特别原因，应引起妈妈的特别重视，往往与食物过敏有关。妈妈要记录宝宝每天饮食种类，宝宝出现问题时可以通过饮食记录快速找到原因。

宝宝便秘是因为饮食过量，要减少食量吗

宝宝便秘与食量无关，但和饮食有关。对于宝宝的饭量，妈妈应尊重宝宝，不能按着定量给宝宝吃。当宝宝吃饭（喝奶）出现不专心、没兴趣时，说明宝宝已经吃饱了。除了肠绞痛或其他问题，应满足宝宝的食量。

宝宝便秘可以给肛门擦香油吗

香油主要起到润滑剂的作用，有缓解便秘的功效，但建议用凡士林或甘油来代替。不过这些方法不能从根本上解决宝宝便秘。

香蕉和蜂蜜可以缓解便秘吗

用香蕉、蜂蜜等食物来缓解便秘，效果非常有限。缓解宝宝便秘，推荐食用富含膳食纤维的食物，如谷类、菠菜、火龙果等，能加速肠道蠕动。而且1岁以内婴儿不能食用蜂蜜。

便秘对宝宝有哪些影响

慢性便秘

影响食欲

肠道蠕动慢会使食物在肠道停留时间长，即使有饥饿感，宝宝的肚子也是鼓鼓的，胀胀的，很难受，根本不想吃饭。因此会影响宝宝生长发育所需的营养摄入，进而影响宝宝的身体发育。

严重便秘

造成肛裂

宝宝便秘时拉出来的便便很干、很硬、很粗，大便排出时可能使肛门受伤，导致肛裂，甚至在擦屁股时还会发现有血。这是因为当变硬的粪便强行被排出时，将肛门撑破，宝宝肯定很疼，而这种疼痛感会加重宝宝对排便的恐惧。

长期便秘

影响智力、免疫力下降

宝宝长期便秘会变得“呆头呆脑”，即精力不集中，缺乏耐性，贪睡、喜哭，对外界变化反应迟钝，不爱说话，不爱交朋友。此外，大便长期不能排出体外，就会使大量的毒素积聚在体内。

母乳喂养宝宝便秘的可能性很低

有些妈妈会问，母乳是宝宝最理想的食物，且非常容易被宝宝吸收，出现便秘的机会应该增多呀，为什么发生便秘的可能性很低呢？

其实，母乳中的水溶性膳食纤维能在大肠中酵解，有效预防宝宝便秘。

此外，母乳对宝宝还有以下的好处。

- 有利于肠道微生态环境的建立。
- 促进肠道功能成熟。
- 有利于肠道舒适和耐受。
- 促进营养素的吸收。

育儿专家提醒

母乳中还含有有益于宝宝肠道健康的益生菌，如乳酸杆菌和双歧杆菌。所以，不建议母乳喂养的宝宝额外补充益生菌及其制剂。

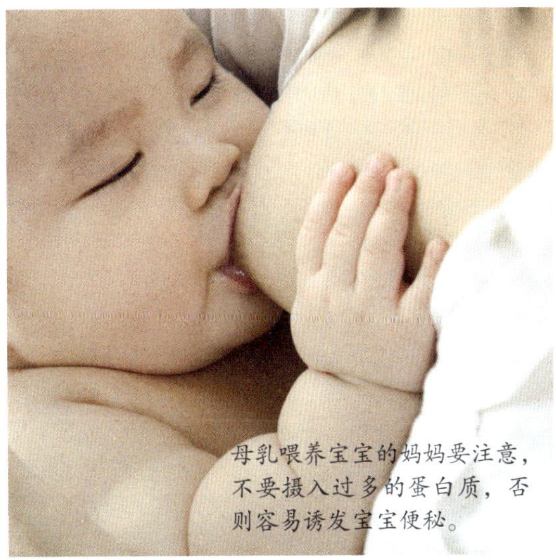

母乳喂养宝宝的妈妈要注意，不要摄入过多的蛋白质，否则容易诱发宝宝便秘。

人工喂养宝宝为什么容易便秘

对于配方奶粉喂养的宝宝，发生便秘可能与以下三方面有关。

奶粉冲调过浓

对于人工喂养的宝宝，有些妈妈总怕宝宝吃不饱，冲奶粉时就会擅自加大奶粉量或减少水，其实，奶粉冲得太浓会使奶液中的蛋白质增多，水分补给不足，导致肠热过高，引起大便干结。

特别提醒一句，也不能把奶粉冲得太稀，否侧会导致蛋白质含量不足，引起营养不良。

一般的奶粉，只要按照奶粉外包装说明冲调就能符合宝宝生长发育需要，不必额外增加奶粉量。

继续添加钙和维生素 D

配方奶粉中已经添加了宝宝成长所需的钙和维生素 D。若妈妈再额外补充的话，就会造成宝宝肠道内不能被吸收的钙与脂肪酸结合形成钙皂，引发便秘。

钙 + 脂肪酸 = 钙皂 → 便秘

对牛奶蛋白不耐受

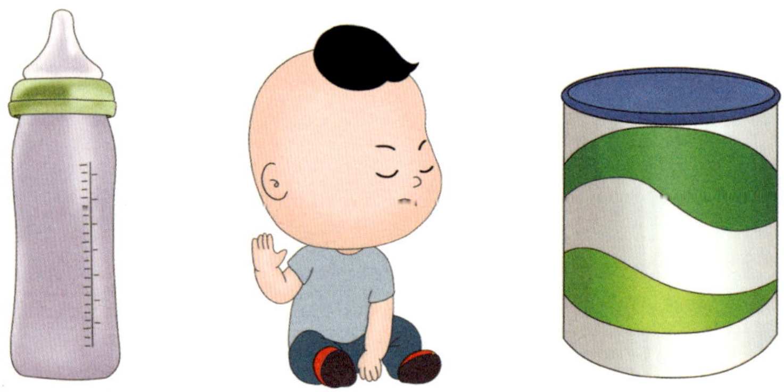

针对以上原因导致宝宝便秘的情况，可以通过以下两个方面进行纠正。

1 注意配方奶粉冲调方法，先加水后放奶粉，且奶粉和水的比例要严格遵守配方奶粉外包装说明，切忌奶粉多水少。

2 多吃些富含膳食纤维的食物，必要时添加一些益生菌。

宝宝大便带血怎么办

如果宝宝大便带血，应观察血液与大便是否混合。

大便带鲜血且与大便混合，说明小肠或直肠受损，大便偏稀，这不是传统意义上的肠炎，应考虑食物过敏，尤其是牛奶蛋白过敏。

可在医生指导下，根据过敏原因考虑更换深度水解或氨基酸配方奶粉。还应回顾进食过程，停止进食某种可能引起过敏的食物，但不能用抗生素。

大便带鲜血且与大便分离，附着于大便周围，多是肛裂所致。如果有肛裂，可在宝宝肛门找到小裂口，大便排出几分钟后可见小凝块，一般大便干燥的宝宝容易出现肛裂。

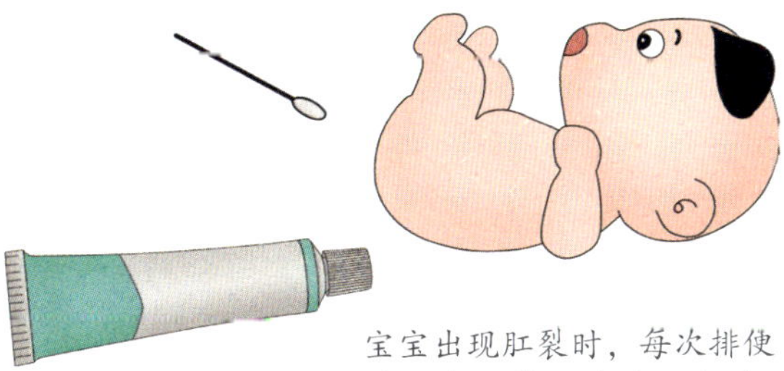

宝宝出现肛裂时，每次排便前，在肛裂处涂些凡士林，可以增加肛门的润滑。

育儿专家提醒

在妈妈出现乳头皲裂出血时，宝宝吞咽了妈妈乳头处的血液，大便就会带有少许粉色或红色物质，但大便检测查不到红细胞，却能查出潜血，这种情况的宝宝一般进食正常，发育正常，妈妈不必担心。此外，宝宝服用了含铁的多种维生素制剂或补铁的药物，其中有些铁不能全部被吸收，会有少量经肠道排出，这时大便中可能含有黑褐色点状物，只要宝宝发育正常，不必担心。

宝宝肛裂了怎么办

如果宝宝已经出现了肛裂，应坚持用温黄连素水浸泡或湿敷肛门处，促进肛裂尽快恢复。每次排便前，也可以在肛裂处涂些甘油、凡士林等，增加肛门的润滑，缓解疼痛。

如果宝宝肛裂严重，建议妈妈带宝宝到医院检查，判断是否存在感染，并遵医嘱进行治疗。日常要坚持给宝宝吃些含膳食纤维的食物，预防便秘。也可给宝宝添加乳果糖口服液或小麦纤维素等纤维素制剂。

育儿专家提醒

妈妈带宝宝去医院时，不建议使用便秘、腹泻这样的总结性词汇，应通过以下方面形容。

1. 性状：干、硬、块状。

2. 每次排便的量。

3. 排便次数的频率程度。

4. 大便内是否见脓、血、未被消化的食物颗粒等。

5. 排便过程是否顺利。

6. 什么时候大便性状出现了变化（看大便干不干）。

哪种情况下，宝宝便秘要看医生

宝宝一旦出现以下情况，爸爸妈妈要立即带他去医院。

1. 宝宝出现精神状态不佳、呼吸困难、拒奶、吐奶或呛奶等症状。

2. 腹胀、腹痛、呕吐等情况。

3. 先天性肠道畸形导致的便秘。

15 天 ~6 个月宝宝便秘

哪种情况下排便是正常的

宝宝出生后一直是每天排便 2~3 次。过了半个月，就变成了每天 1 次，持续下去，又变成了 2 天 1 次或 3 天 1 次。到快 1 个月时，又变成了每天不到 1 次便便。遇到这种排便情况发生是正常的，妈妈不必过于担心。

如何判断是否因母乳不足引发了便秘

如果宝宝一直存在排便问题，最好带他就医

↓

如果宝宝出现便秘通过观察体重情况判断，是否因母乳不足引起的

↓

如果便秘前每天增加 30 克，现在不到 20 克，应考虑是母乳不足导致的便秘

↓

这时，可以给宝宝补充配方奶粉

带宝宝看病时间是否对

宝宝已经喝足够的母乳或配方奶粉。 ◀▶ 体重增加也正常，但不是每天排便。

遇到上面情况，很多妈妈就会带宝宝去医院。

如果宝宝完全排不出便，就会堵塞肠道的某一部位，这是非常严重的问题，必须就医。

可是，妈妈所说的便秘并不是不排便，而是还在排便，只不过间隔时间长而已，等 2~3 天自然会排便，只不过妈妈等不到那个时候就来就医了。

其实，没有什么地方规定宝宝必须每天排便。

如果宝宝遇到下面的情况也是正常的，不必过于担心。

宝宝如果按照两天只排 1 次便的规律，坚持到上学前，也是正常的。 ◀▶ 如果宝宝两三天只排 1 次便，但大便质软，解出也较顺畅，没有因为硬便而损伤肛门，体重增加正常，也是正常的。

宝宝便秘如何使用开塞露

对于常见的便秘，除了补充益生菌外，妈妈还可以使用开塞露刺激宝宝一次排尽大便，但有些妈妈抱怨开塞露效果不好，可能与使用方法不当有关。

给宝宝使用开塞露应注意以下几点。

爷爷奶奶看过来

有些爷爷奶奶认为给宝宝用开塞露可能会有副作用。其实，使用开塞露只是暂时刺激排便，只要使用时没有粗暴地机械性损伤肛门和直肠，不会带来副作用的。

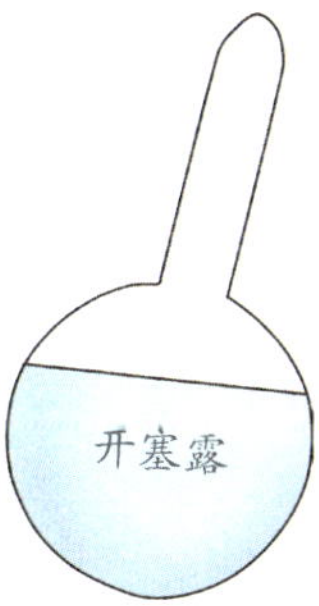

选择儿童剂量的开塞露。

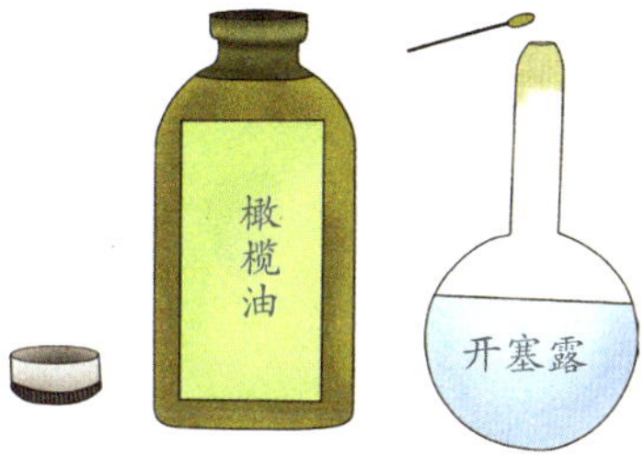

在开塞露药物瓶颈部开口处涂些橄榄油。

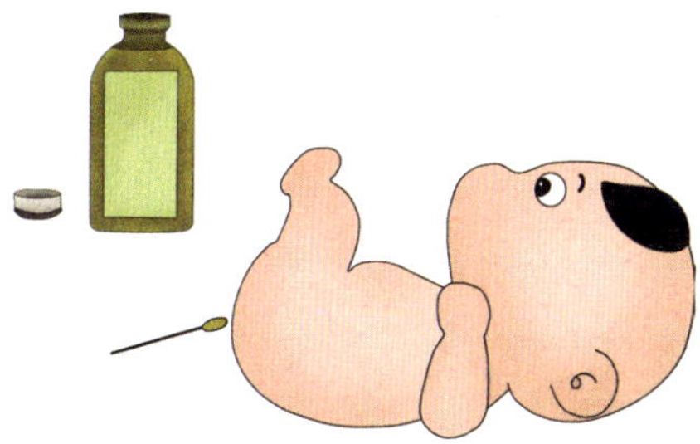

在宝宝肛门处涂些橄榄油。

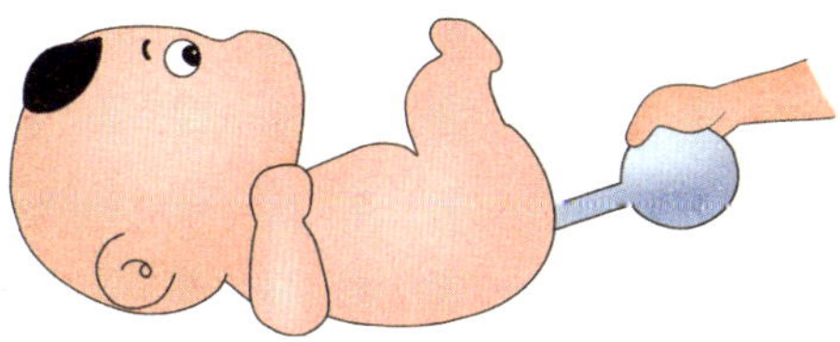

将开塞露缓慢插入肛门到达开塞露颈部后，挤出药液。

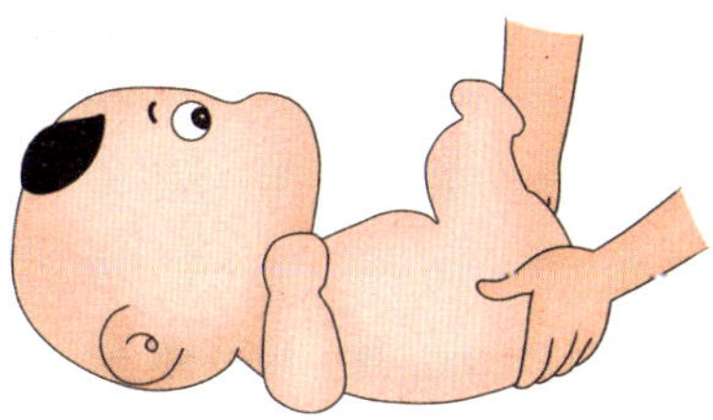

拔掉开塞露颈部后，用手夹住肛门，保持数秒即可。

育儿专家提醒

生活中有些宝宝比较排斥用开塞露帮助排便，这时可以选择乳果糖。它是人工制成的不吸收性双糖，属于口服剂型，服用后在肠道内不被吸收，但具有双糖的高渗透活性，能使水、电解质保留在肠道而产生高渗效果，从而软化粪便，使其利于排出。由于对肠壁没有刺激性，常用于治疗宝宝慢性功能性便秘。但前提都是遵医嘱，而且任何便秘都不能长期依赖药物。

怎样刺激肠道出口来缓解便秘

除了用开塞露刺激排便外，还可以使用灌肠的方法刺激排便。

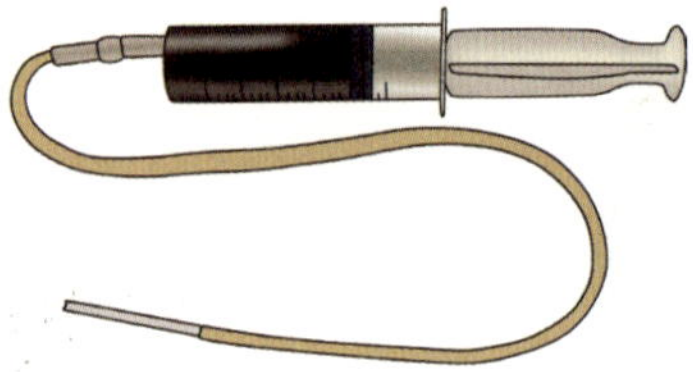

1. 最好选择小儿灌肠剂，如果没有这种灌肠剂也可以使用成人灌肠剂。

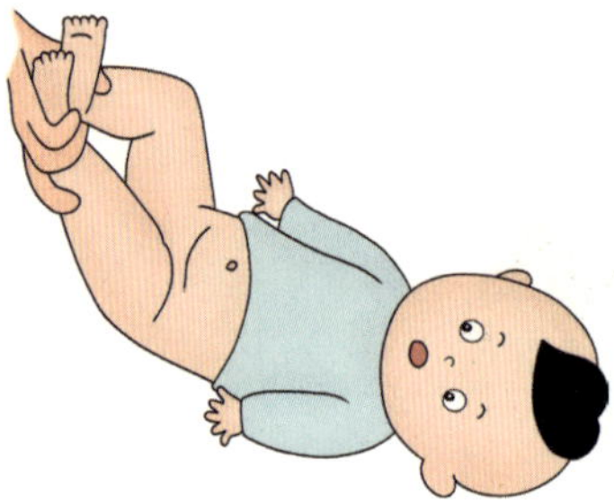

2. 让宝宝仰卧床上，露出下半身，左手抓住宝宝的双足，充分上提。

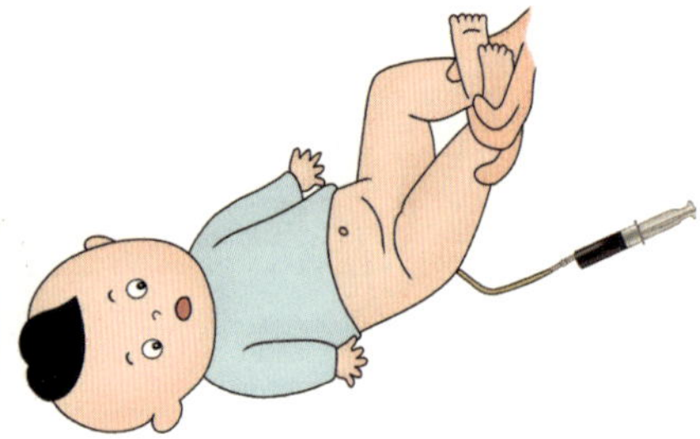

3. 将灌肠器的头部轻轻插入肛门。

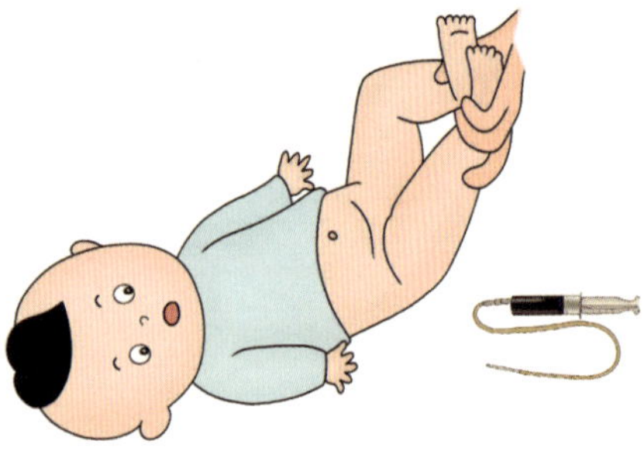

4. 在插入 2 厘米左右后，注入灌肠液，然后拔出灌肠器。

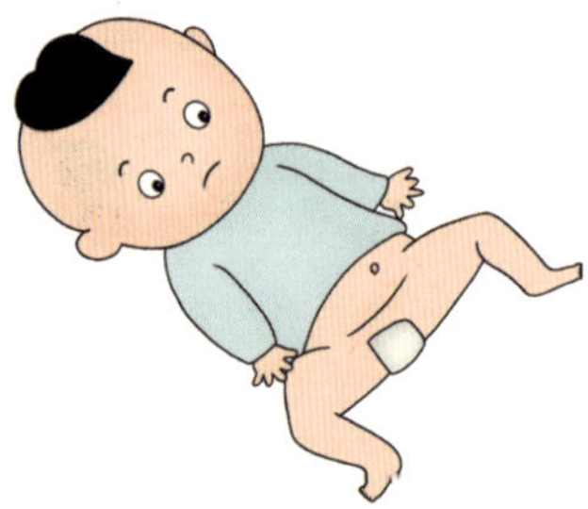

5. 用脱脂棉堵住肛门，放下两脚，铺好尿布。

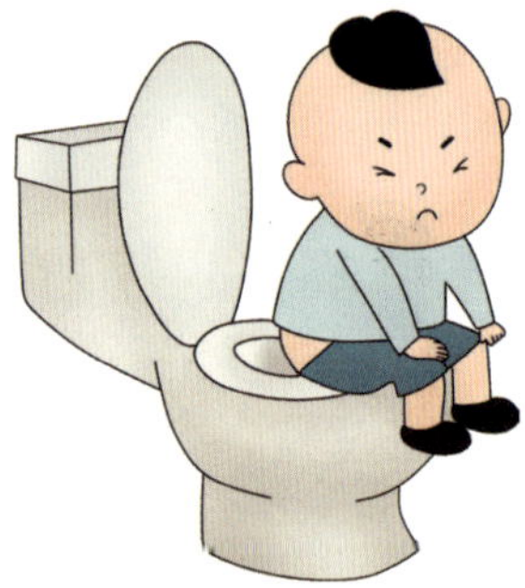

6. 等待 2~3 分钟，便就会排出来。

育儿专家提醒

如果过了 10 分钟便还没有排出来，可以再灌 1 次的，但是不建议经常给宝宝灌肠，而且灌肠一定要专业医务人员来操作。

6~7 个月宝宝便秘

辅食不宜太过精细

6 个月宝宝刚开始添加辅食。这时候宝宝吃的一般都是容易消化的食物，形成食物残渣就会很少，也不足以刺激肠道运动，粪便在肠道内运输过慢，在结肠内停留时间延长，其水分会被过度吸收，进而导致便秘。

这时妈妈要试着给宝宝喂一些“不易消化”的食物，最好是蔬菜，如菠菜、圆白菜等。

这个月龄也可以适当多喂些水果，如橘子、梨、香蕉、苹果等，可做成香蕉粥、苹果小米粥、雪梨汁等。但给宝宝添加辅食的原则是先添加蔬菜，再添加水果。

给宝宝做粥时，加点蔬菜能补充膳食纤维，促进肠胃蠕动，预防宝宝便秘。

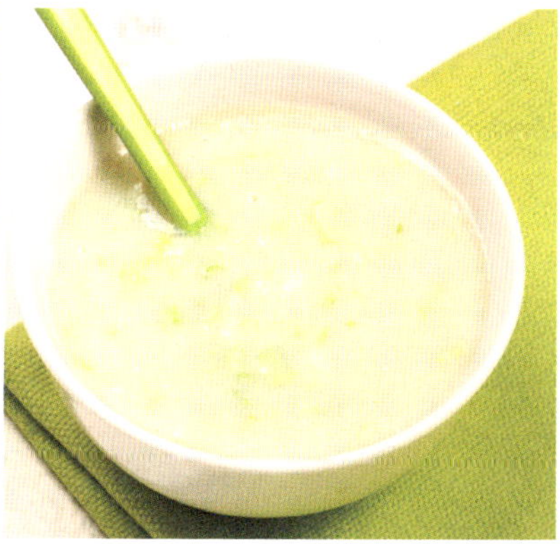

爷爷奶奶看过来

尽量不要给宝宝使用促排便的药物。

奶量减少会导致便秘

有些宝宝添加辅食后开始出现便秘，可能是由于奶量减少导致的。可以测一下宝宝的体重，如果原来每 10 天增加 100 克，而现在却减少到 50 克，就属于营养不良了。这时妈妈可以适量给宝宝增加一定量的奶，如果原来一天吃 4 次，吃辅食后减少到 2 次，可以增加 1 次。6~7 个月的宝宝虽然添加了辅食，但不建议减少奶量。

没有规定要宝宝每天必须大便 1 次，即使 2 天排 1 次大便，只要排便时宝宝大便通畅，就是正常情况，不用去管它。

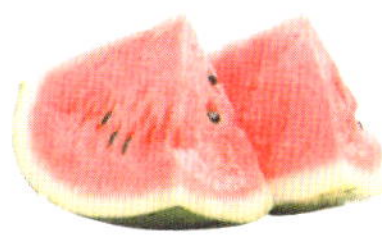

西瓜

西瓜富含水分可润肠，缓解宝宝便秘。

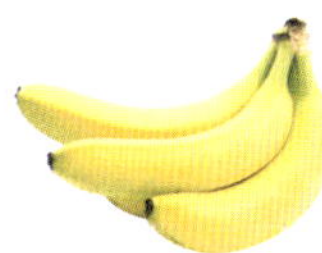

熟香蕉

能润肠通便。

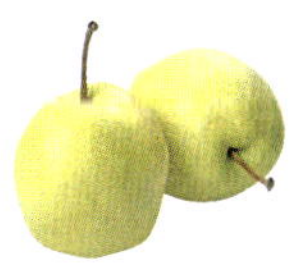

梨

补充水分，促进大便排出。

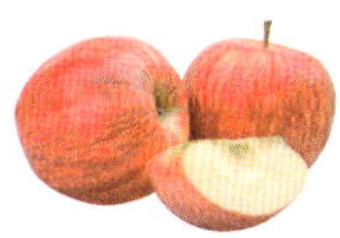

苹果

富含的膳食纤维，能促进肠胃蠕动，预防宝宝便秘。

吃香蕉不一定能缓解便秘

很多妈妈都认为，香蕉是润肠的，宝宝大便不好时吃点香蕉有润肠通便的作用。但要注意，未熟透的香蕉不但不能缓解便秘，还可导致便秘。

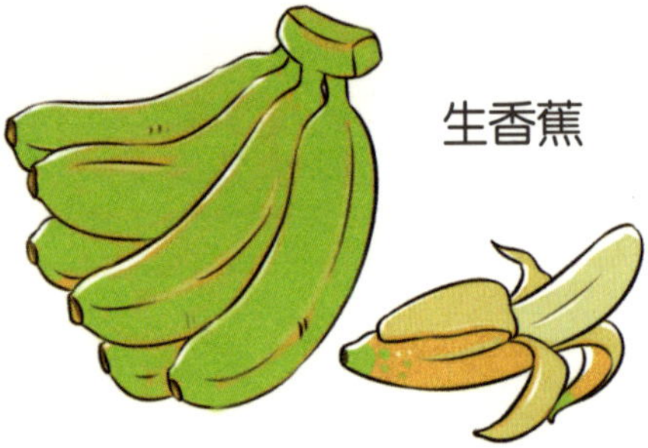

除了那些青绿色的香蕉不熟外，有的香蕉虽然外表很黄，但吃起来却肉质发硬，甚至有些发涩，这样的香蕉也没有熟透。

未熟透的香蕉含有较多的鞣酸，相当于灌肠造影中使用的钡剂，难以溶解，且对消化道有收敛作用，会抑制肠胃分泌且抑制其蠕动，如果摄入过多会引起便秘或加重便秘。所以，不宜食用没有熟透的香蕉。

常常运动有利于肠胃蠕动

运动不足也是造成宝宝便秘的原因之一，因此妈妈应尽可能地多带宝宝到室外活动。

妈妈可以鼓励宝宝多爬。天气晴时，可以带宝宝到户外晒晒太阳，有利于宝宝肠胃蠕动，缓解便秘。

揉揉脐周能缓解便秘

妈妈可以让宝宝仰卧床上，搓热双手，用大鱼际在宝宝脐周附近以顺时针方向揉按 2 分钟，再换拇指指腹依次点按气海穴（前正中线上，当脐下 1.5 寸）、关元穴（前正中线上，当脐下 3 寸）、天枢穴（脐中旁开 2 寸）各 1 分钟，然后再轻轻按揉脐周 2 分钟。

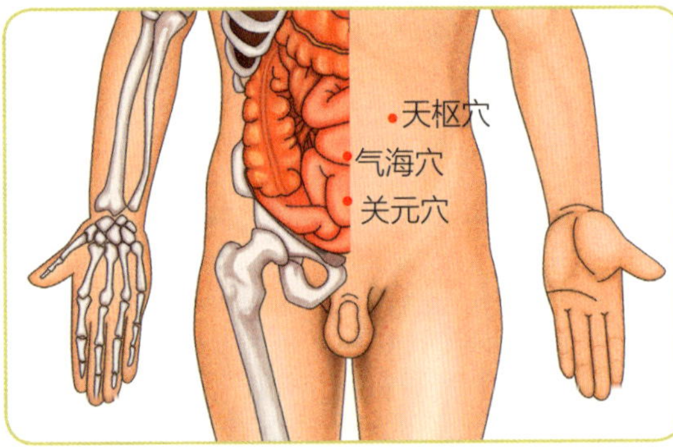

爷爷奶奶看过来

有些宝宝是爷爷奶奶照顾，看到宝宝便秘了，就用大人对抗便秘的方法给宝宝缓解便秘。如晨起让宝宝喝 1 杯淡盐水，其实这些方法对宝宝是不适合的。应给宝宝吃些富含膳食纤维的食物，让宝宝多喝白开水，多参加运动等来缓解便秘。

缓解便秘食谱推荐

苹果汁 促进肠道蠕动

材料 苹果 50 克。

做法

1. 苹果洗净，去皮、核，切小块。
2. 将苹果块放入榨汁机中，加入适量饮用水，搅打均匀即可。

对宝宝的好处

苹果中的果胶可以吸收水分，使粪便变软易于排出，可以解除便秘。

适合年龄 6 个月以上

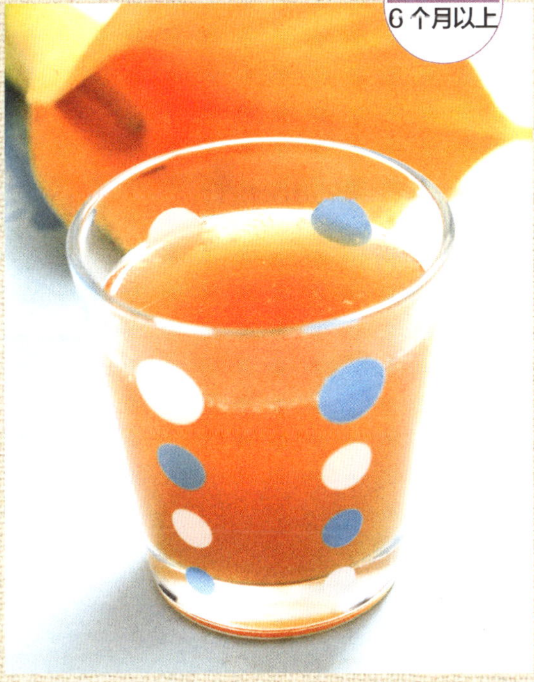

香蕉米糊 辅助治疗便秘

材料 香蕉 40 克，婴儿米粉 15 克。

做法

1. 香蕉剥去皮，用小勺刮出香蕉泥。
2. 用温水将米粉调开，放入香蕉泥调匀即可。

对宝宝的好处

香蕉米糊色、香、味都很纯正，而且含有一定量的膳食纤维，能帮助宝宝胃肠消化，缓解宝宝便秘。

适合年龄 6 个月以上

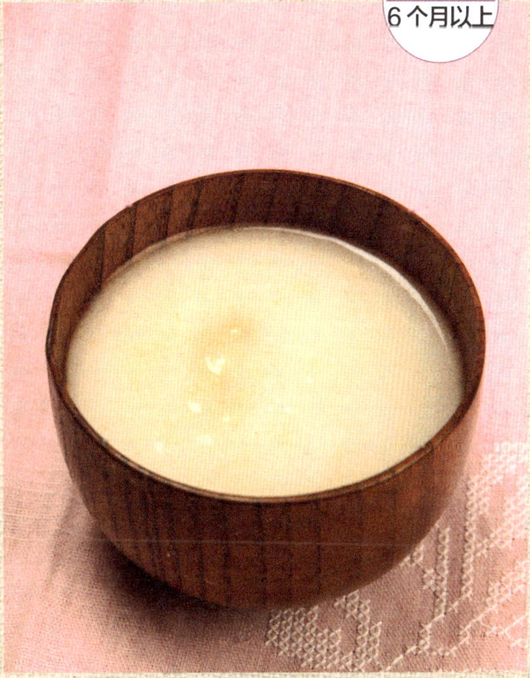

7~24 个月宝宝便秘

宝宝便秘或因为食量不足或因为食物过精细

一向大便规律，每天1次的宝宝。

过了10个月后，大便却困难起来，每2~3天才排1次便。

这时，妈妈应考虑是不是给宝宝的食量不足或给的食物过于精细了。

宝宝饮食量不足，体重增加量有所减缓，平均每天在 5 克以下，妈妈应努力让宝宝多吃些米饭、馒头，也可以增加鱼和肉的量。

宝宝平均体重每天增加 7~8 克还便秘时，可能是由于给宝宝吃了过多较软的食物所致，妈妈要多给宝宝吃些含膳食纤维的食物，如菠菜、圆白菜、洋葱等，可以煮了或切碎与鸡蛋混合摊成软饼，也可以给宝宝吃些不易消化的食物刺激肠道，如将豌豆磨碎给宝宝食用。

可以将豌豆洗净，煮熟，然后用刀切碎，喂给宝宝。

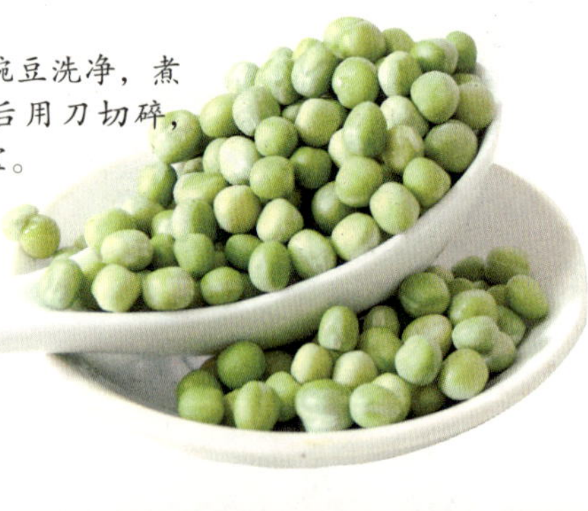

增加水果的量能缓解便秘

对于已经便秘的宝宝，妈妈可以给他增加水果的量。

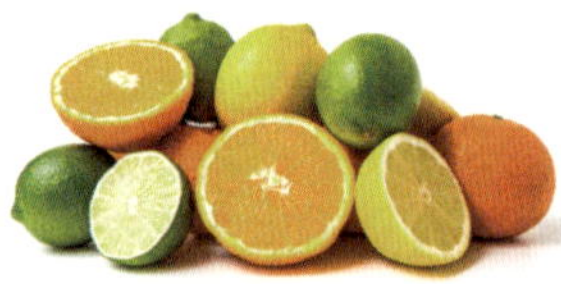

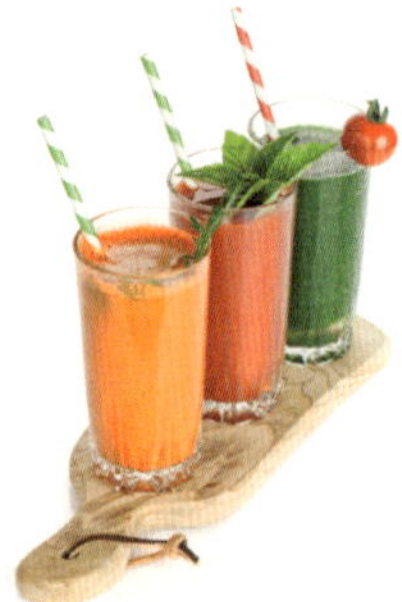

直接生吃水果但要清洗干净。

可以将水果打成汁，但不建议长期喝果汁。

也可以做成水果沙拉，但一定要在宝宝1岁以后。

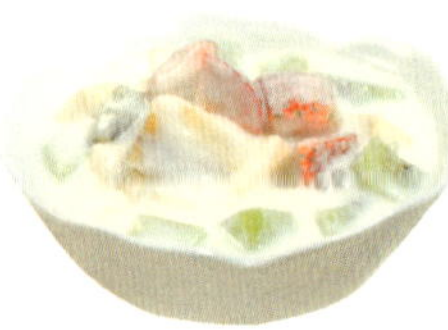

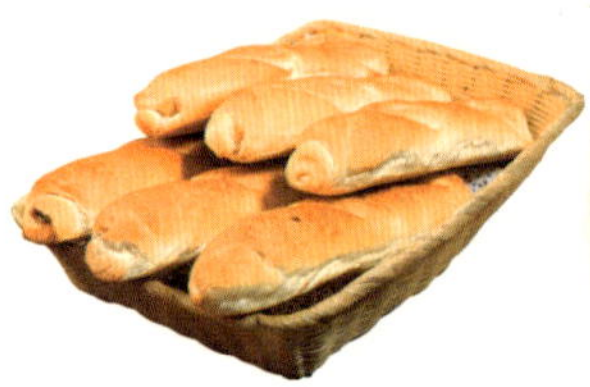

如果宝宝喜欢吃果酱面包，也可以抹些果酱吃，但一定要在孩子1岁以后，并且不推荐长食。

补钙不当易引起便秘

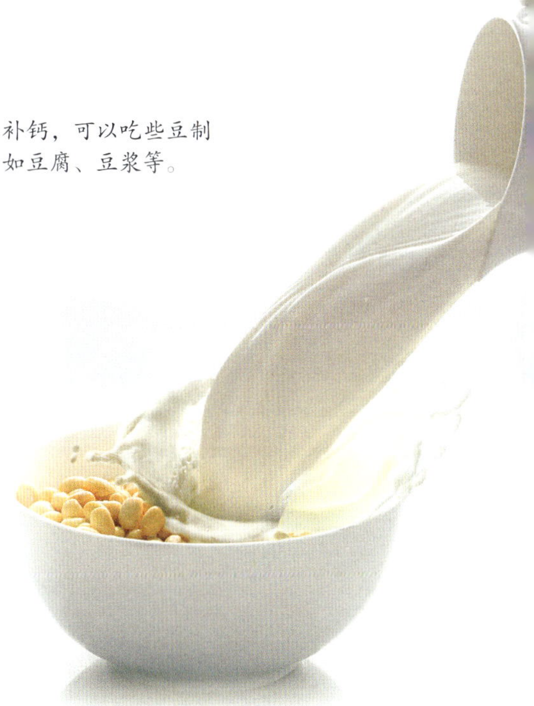

宝宝补钙，可以吃些豆制品，如豆腐、豆浆等。

有些妈妈总是担心宝宝长不高，就想着法给宝宝补钙，甚至认为补得越多越好。

这样是不对的。钙本身属于吸收率较低的矿物质，补钙过量，方法不对，很容易引起宝宝便秘、消化不良等症状。

虽然钙吸收率较低，宝宝本身也具有一定的排钙能力，那么为什么补钙不当宝宝仍然会便秘呢？这是因为进入人体内的钙元素容易与肠道的食物残渣如草酸、植酸、磷酸、脂肪等结合，形成不溶解的坚硬物质，使宝宝难以排出，进而造成便秘。

与富含草酸蔬菜同食

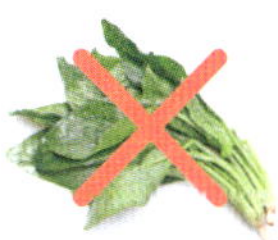

像菠菜、空心菜、洋葱、毛豆等蔬菜富含草酸，容易与宝宝体内尚未消化的钙元素结合形成草酸钙，不但影响宝宝对钙元素的吸收，还可能引起宝宝便秘。

与油脂类食物同食

给宝宝补充钙剂要避免食用油脂类食物。因为脂肪进食过多时，消化后产生的游离脂肪酸容易与钙结合，进而降低钙的吸收，而尚未吸收的钙进入排泄物，引起宝宝便秘。

与膳食纤维类食物同食

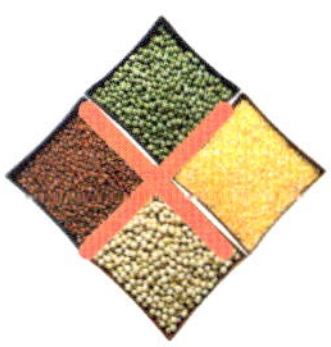

像粗粮等富含膳食纤维的食物摄入过多，其中的膳食纤维会与钙结合，进而降低钙的吸收，导致钙沉淀，也可能引起便秘。

与牛奶等食物同食

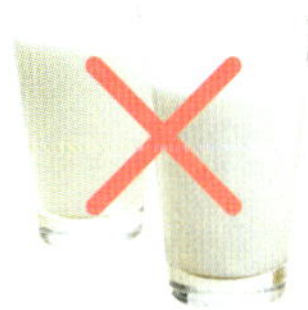

有些妈妈喜欢把钙片碾碎后混在牛奶或食物中，而钙与奶容易结合形成凝块，不仅钙不易被吸收，奶也不容易被消化，还容易引发便秘。

钙每天的推荐摄入量（RNI）

0~6 个月宝宝	200 毫克
7~12 个月宝宝	250 毫克
1~3 岁宝宝	600 毫克
4 ~6 岁宝宝	800 毫克

注：以上资料来自于《中国居民膳食营养素参考摄入量速查手册（2013 版）》。

补钙时也要补充适量的镁

因为钙与镁如同一对好搭档，当两者的比例为 2：1 时，最利于钙的吸收与利用。

遗憾的是，妈妈往往注重补钙，却忘了给宝宝补镁，导致宝宝体内镁元素不足，进而影响钙的吸收。坚果（杏仁、腰果等）、黄豆、瓜子、谷物（特别是小米和大麦）、海产品（青鱼、小虾、龙虾）等镁含量丰富。

适量摄入蛋白质

因为蛋白质摄入过量会“排挤”钙。大鱼大肉富含蛋白质，如果给宝宝吃过量鱼、肉，会影响宝宝对钙的吸收。

实验显示，每天摄入 80 克蛋白质，体内将流失 37 毫克的钙；如果每天蛋白质的摄入量增加到 240 克，即使额外补充 1400 毫克钙，也会导致体内有 137 毫克的钙流失，而且额外补钙不能阻止高蛋白所引起的钙流失。因此，妈妈不要每天都给宝宝吃过量鱼、肉等富含蛋白质的食物。

哪些情况便秘不用管

尽管上面的方法都试了，但仍然是两三天才排 1 次便，有些宝宝便秘不是突然出现的，而是从出生一直持续到现在，这时要看便秘给宝宝的日常生活带来了何种程度的影响，再决定是否治疗。

哪些情况便秘不用管

- 大便只是稍微有些硬，偶尔大便稍微带点血。
- 每三天能自然大便 1 次。
- 便秘也没有给宝宝的生活带来其他的不良影响。

遇到上面情况，就不用管它。因为大便不一定非要每天排 1 次不可，对有些宝宝来说每三天排 1 次，也是正常状态。

常用泻下的药并不好

有些宝宝排便时很痛苦，就会哭闹，进而产生恐惧心理，这样宝宝就更不想排便了。可以在一定的时间内灌肠，但不建议长期使用这种方法，因为它会使大肠壁对灌肠剂产生依赖。

育儿专家提醒

鼓励宝宝多喝水，进行适当的运动，能刺激肠道的蠕动，缓解便秘。所以，妈妈应该时常带宝宝到户外锻炼身体。

缓解便秘食谱推荐

西葫芦鸡蛋软饼 增加膳食纤维

材料 西葫芦 1/4 个，鸡蛋 1 个。

做法

1. 西葫芦洗净，切碎；鸡蛋取蛋黄打散，倒入西葫芦碎搅拌均匀。
2. 煎锅倒油烧热，放入鸡蛋西葫芦碎，一面煎好后翻面继续煎另一面，待两面都煎好即可。

对宝宝的好处

西葫芦含膳食纤维，加上蛋黄营养丰富，既可以促进肠胃蠕动，还能增加饮食量，对宝宝便秘有辅助治疗的效果。

适合年龄 10 个月以上

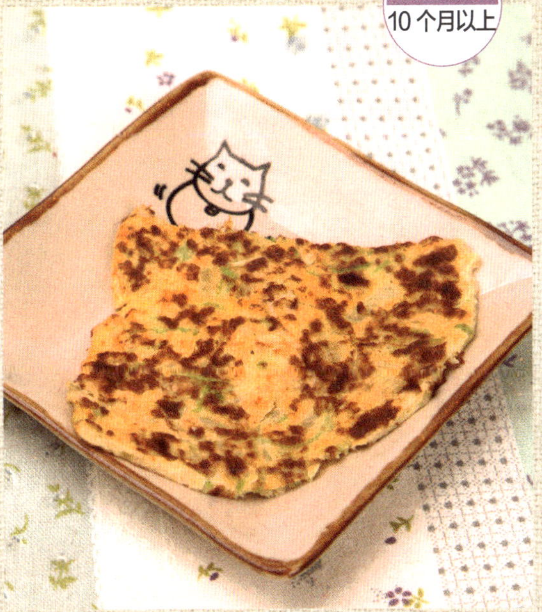

冬瓜球肉丸 增强食欲

材料 冬瓜 50 克，肉末 20 克，香菇 10 克。

做法

1. 冬瓜去皮、去内瓤，将冬瓜肉剜成冬瓜球。
2. 香菇洗净，切成碎末；将香菇末、肉末混合并搅拌成肉馅，然后揉成小肉丸。
3. 将冬瓜球和肉丸码在盘子中，上锅蒸熟即可。

对宝宝的好处

冬瓜能清热利尿，适合宝宝食用；肉丸和香菇的加入，有利于增强宝宝的食欲，增加宝宝饮食量，缓解便秘。

适合年龄 11 个月以上

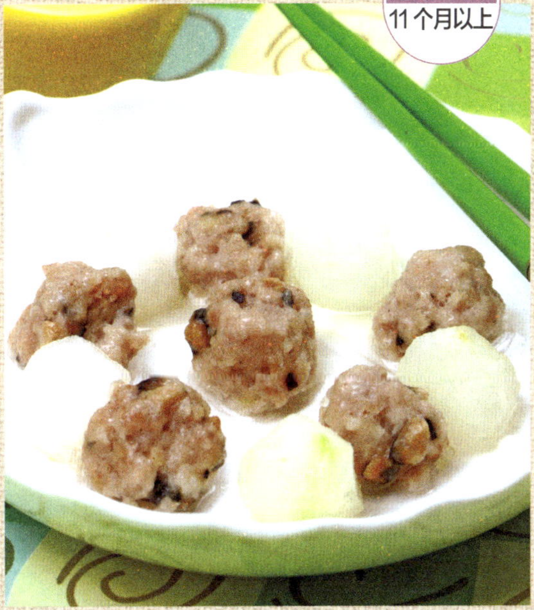

2~6 岁宝宝便秘

没有养成定时排便的良好习惯会引起便秘

没有养成定时排便的良好习惯是引起宝宝便秘的常见原因之一。

正常情况下，当直肠有足够粪便存在时，会通过神经传递给大脑，引发排便意识，促使宝宝排便。

实际生活中，很多宝宝在便意出现时，可能出于贪玩或其他不便，没有及时去排便，就会使排便意识被抑制。等便意过去后，就不想排便了，久而久之，排便反射就变得钝化。这样就很难给宝宝建立起规律的习惯，还会形成恶性循环。

为了预防宝宝便秘，妈妈应每天定时训练宝宝排便，帮助宝宝建立相应的排便条件反射，养成规律排便的好习惯。

尽量给宝宝创造舒适的环境，且保持室内温度适宜。

给宝宝准备 个可爱又舒适的坐便器，宝宝可能因为感兴趣而乐于尝试。

训练宝宝排便的时间最好选择在晨起或饭后。

育儿专家提醒

对于较为敏感的宝宝，尽量在家里排便，不要轻易改变排便环境。

食量太小可能引起便秘

可能由于喂养方式不当、脾胃不和、消化不良等因素导致宝宝不爱吃饭、食量小。

食物对肠道形成刺激不够，肠道蠕动就会缓慢，不能及时将食物残渣推向直肠。

宝宝食量小，进入肠道后粪便残渣也少，不能形成足够的压力去刺激神经感受细胞。

这样，食物残渣在肠道内停留时间延长，水分被过多吸收而使粪便干燥。

不能形成排便反射而引起便秘。

妈妈要随时留意宝宝的胃口，及时调理。宝宝的胃容量比较小，每次吃不了太多的食物，但宝宝精力旺盛，活动量大，几乎每隔3~4小时就需要补充一下营养。如此一来，妈妈要根据宝宝每日所需的营养，分三顿正餐和两顿加餐来供给。加餐可以选择一些有营养又润肠的食物，如银耳、杏仁、蜂蜜等。

饮食结构不合理会导致宝宝便秘

有些宝宝一日三餐很规律，但喜欢吃零食，不喜欢吃蔬菜、水果，喜欢吃肉，不爱喝水，久而久之就会引起便秘。因为宝宝饮食中膳食纤维含量过少，难以刺激神经系统的排便反射，导致便便在肠道停留时间过久，水分被肠道过度吸收，加之饮水不足，导致大便干燥、僵硬，从而难以排出。

一般来说，益生菌可以辅助治疗宝宝便秘，但太多的益生菌会让宝宝走向另一个极端：腹泻。所以，给宝宝选择有益于肠道蠕动的食物或药物时，应首先咨询医生。

食物中膳食纤维能促进肠胃蠕动，有利于顺利排便，所以，当宝宝因饮食结构不合理导致便秘时，可以采取以下的措施进行调整。

多吃些富含膳食纤维的食物，如红薯、玉米、芹菜、韭菜等。

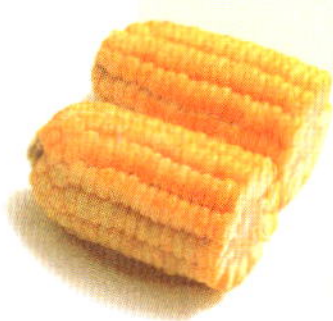

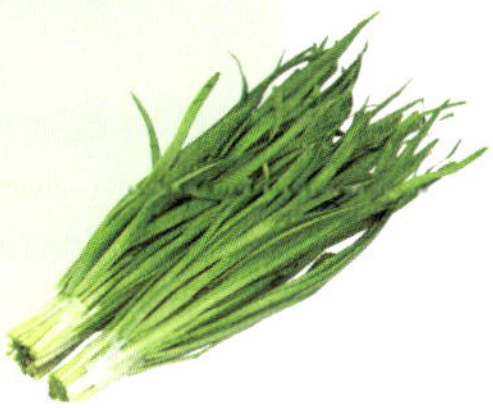

要多喝白开水。在过多摄入高蛋白、高热量食物后，要吃些蔬菜，并及时喝水。

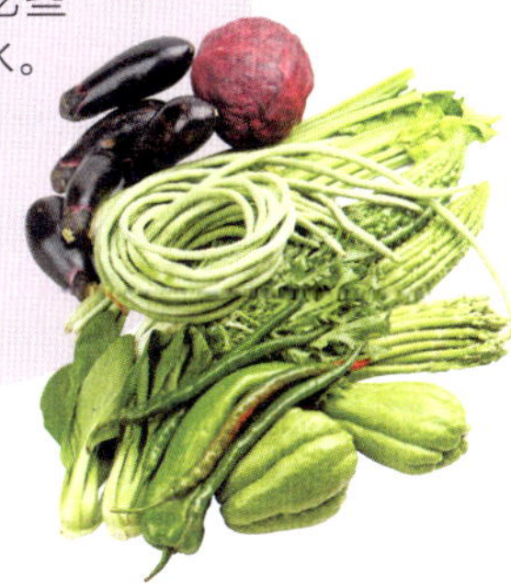

少吃，或不吃容易上火、便秘的食物，如巧克力、炸薯片等。

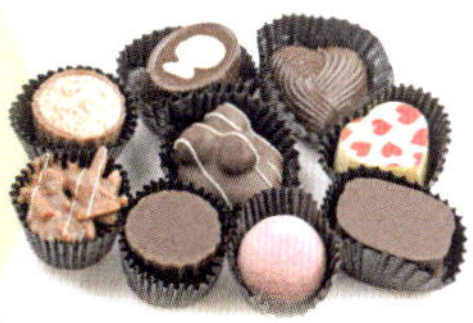

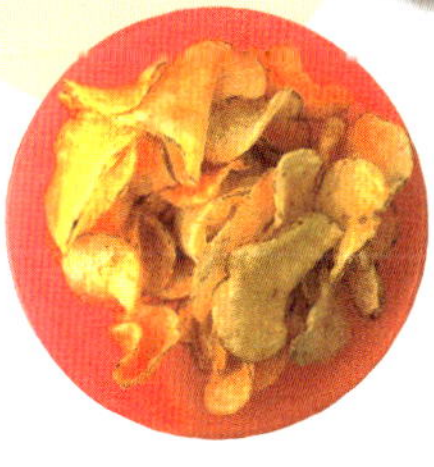

育儿专家提醒

如果宝宝不喜欢吃蔬菜，除了给他讲道理外，也可以试着给他多吃木耳、香菇、海带等食物，增加膳食纤维的摄入，从而促进宝宝排便。

爷爷奶奶看过来

有些爷爷奶奶知道宝宝要多吃蔬菜，但在烹调蔬菜时，往往清炒一盘绿色蔬菜给宝宝吃，其实这样的蔬菜大多数宝宝都不喜欢吃。可以将蔬菜切碎，做成饺子、馄饨，也可以做成蔬菜粥、蔬菜饼等，换一种方式会有意想不到的收获。

是否用药缓解便秘应由医生决定

当宝宝便秘严重时，有些妈妈就会擅自给宝宝用药，自认为这样可以促进消化，缓解便秘，还能打虫子，一举三得。

其实，这种做法是不对的。宝宝便秘是否需要用药应由医生来决定。因为有时候宝宝可能不是真的便秘，通过饮食调整和生活习惯调整就能解决大便不顺畅的问题。

如果宝宝的排便问题一直持续，最好带他就医

↓

医生会根据宝宝的情况给出解决意见

↓

当宝宝真的需要用药治疗时，应由医生来决定用哪种药，以及如何用药

宝宝便秘是否用药一定要遵循医生的建议，否则会伤害宝宝的健康。

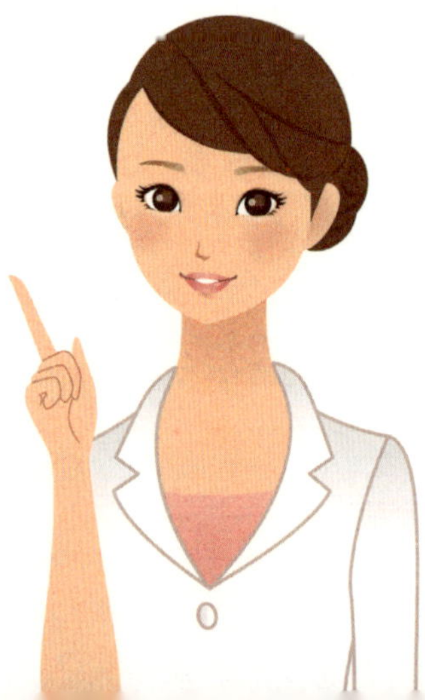

刚上幼儿园的宝宝为什么爱便秘

- 陌生的环境导致精神紧张
- 生活适应能力较低
- 语言表达能力有限
- 贪玩，不及时排便

久而久之，就会使便意受到限制，大量的粪便长久滞留在直肠，水分被过分吸收，排便就变得越来越困难。而且，宝宝会因为心里害怕排便而经常忍着不便，结果使便秘越来越严重。

所以，宝宝上幼儿园之前要养成良好的排便习惯，增强生活适应能力和语言表达能力，避免因外在原因导致宝宝便秘。

宝宝有便排不出来时

心里不舒服　　身体难受

这时，不要强迫他排便，可以带他到外面走走、跑跑，放松心情

玩游戏时，妈妈可以假装便秘，让宝宝当小医生来医治。一方面陪他玩，另一方面让他了解，便秘没有那么可怕，每个人都可能会经历，并训练他如何养成排便习惯。

正确补水能缓解宝宝便秘

对于 1 岁以后的宝宝便秘，原因不只是喝水不够。食物加工过于精细，不利于食物残渣形成，也是一个原因。

但食物加工过粗又容易引起消化不良，导致腹泻。所以宝宝辅食的加工要适当。

虽然多喝水并不能从根本上纠正便秘，但对缓解便秘还是有一定的好处的。所以正确喝水能缓解便秘。

1 岁以后的宝宝已经会拿杯子了，可以训练他自己拿杯子喝水，帮宝宝养成及时喝白开水的习惯，不要等口渴了才去喝水。

那么什么时间段补水最好呢？

两餐之间补水

妈妈不要在饭前给宝宝喂水，否则会影响宝宝的饮食量，进而影响营养的摄入，所以在两餐之间补充一些白开水最恰当。

宝宝睡醒后要补充水分

宝宝睡眠充足后一般比较听话，这时给宝宝喂水他比较愿意接受。

外出后要给宝宝补水

家人带宝宝外出玩耍时，一定要带瓶水，因为宝宝活动量很大，汗液分泌增多，很容易导致宝宝缺水，应及时给宝宝补充水分。

宝宝正在玩耍时

当不爱喝水的宝宝玩耍时，他会降低对水的抵触，因为他的注意力都在游戏上，很容易接受送过来的水。

宝宝大哭后

宝宝大哭过后会流很多眼泪，也就是身体流失了大量的体液，所以宝宝哭声停止后，要及时给宝宝补水。

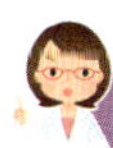

育儿专家提醒

睡前和餐前都不适合给宝宝喂水，睡前如果给宝宝喂很多水，宝宝半夜小便会影响到睡眠质量。餐前喂水会影响对营养的吸收。

1 岁后宝宝谨慎用蜂蜜缓解便秘

宝宝便秘有很多原因，有的是因为肠道干涩，有的是因肠蠕动不够引起的，妈妈要先弄清楚原因。根据宝宝的身体发育情况，一般来说，1 岁以前不添加蜂蜜（一是蜂蜜里含有一种肉毒杆菌会产生毒素，对宝宝有危险；二是蜂蜜由花粉酿造而来，容易引起宝宝过敏），1 岁以后要谨慎添加，真正适合宝宝添加蜂蜜是等 3 岁以后。原因主要有三个。

1 蜂蜜含有一定量的植物性激素，如果过早或过量食用蜂蜜，容易导致宝宝性早熟。

2 长期给宝宝喝蜂蜜水会导致宝宝不爱喝白开水。

3 过量摄入蜂蜜还可能引发宝宝龋齿等口腔问题。

所以，对于 3 岁以上宝宝便秘适量喝点蜂蜜水没有问题，但不能依赖蜂蜜水通便，还必须让宝宝养成良好的生活习惯，均衡膳食结构。平时多让宝宝吃粗粮、蔬菜、水果等富含膳食纤维的食物，避免宝宝出现偏食、挑食的毛病。足量有效地饮水，养成规律的排便习惯，平时多参加宝宝户外活动，促进肠胃蠕动，可以预防和缓解便秘。

多多运动能预防便秘

妈妈鼓励宝宝积极进行户外活动，如跑、跳、骑小车、踢球等，有利于增强腹肌的力量，且促进肠胃蠕动，预防便秘。

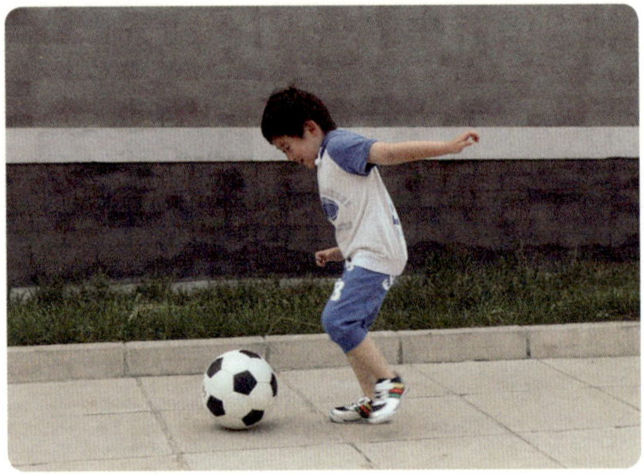

揉揉肚子

无论是不是便秘的宝宝，每天睡觉前帮他揉揉小肚子，按顺时针的方向，轻揉 5 分钟左右，能加强肠胃蠕动。

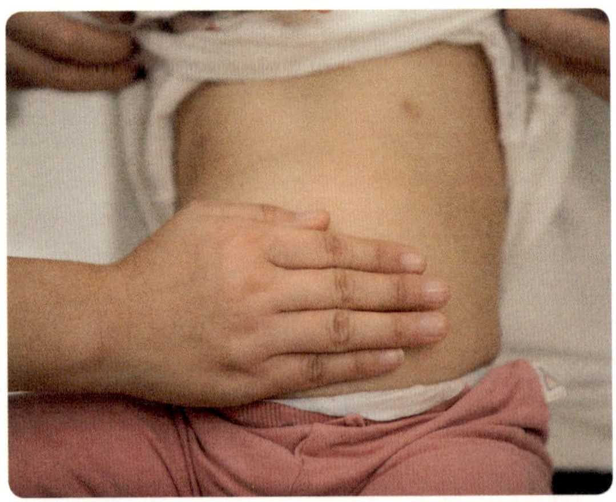

缓解便秘食谱推荐

蔬菜饼 促进肠胃蠕动

材料 圆白菜、胡萝卜各30克，豌豆20克，面粉50克，鸡蛋1个。

调料 盐1克。

做法

1. 圆白菜、胡萝卜分别洗净，切细丝，与豌豆一起放入沸水中焯烫一下，捞出沥干；鸡蛋打散。
2. 面粉、鸡蛋液、圆白菜丝、胡萝卜丝、豌豆、盐和适量水和成面糊。
3. 煎锅放油烧热，倒入适量面糊煎至两面金黄色即可。

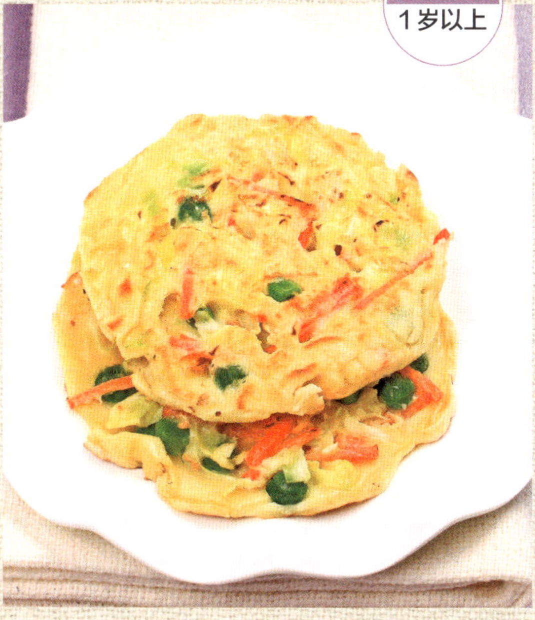

百合蜜 软便润肠

材料 百合20克，蜂蜜适量。

做法

1. 将百合洗净晾干。
2. 将百合放入瓷碗中，入沸水锅中隔水蒸软，凉凉，再放入蜂蜜拌匀。

对宝宝的好处

百合蜜有润肠通便的功效，适合大便秘结的宝宝食用。

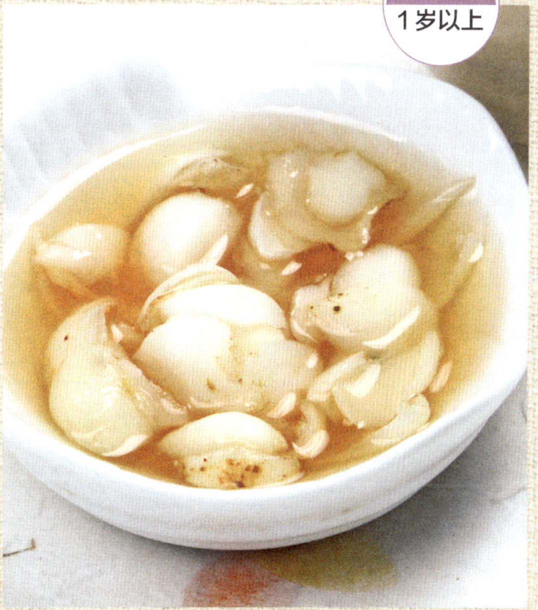

专题 宝宝便秘常见问题

Q：新生儿几天不大便一定是便秘吗?

A：不一定。因为新生儿由于排便机制未发育成熟，还不能定时排便，常常要等大便积累得很多，直肠壁的神经感受到膨胀压力，才会引发反射性排出。这就是有些宝宝几天才排一次大便的原因。

母乳喂养的宝宝由于对母乳中的营养吸收比较完全，食物残渣较少，反而会好几天才排一次便，不一定随吃随排。

判断新生儿是否便秘的方法是观察宝宝大便的性状。如果性状正常，几天不大便也属正常。

Q：宝宝长时间不排便就是便秘吗?

A：很多妈妈认为，宝宝一天没有大便就是便秘了。在宝宝排便问题上，妈妈觉得宝宝排便应按照一定频率才正常，如1天1次或2天1次。一旦这个频率被打乱，妈妈就会非常担心。其实，规律不等于频率，每个宝宝都有自己的排便习惯，只要宝宝排便不困难，且精神状态好，妈妈就不需要担心。

便秘不是以排便间隔时间为标准，而是以大便干结、排便费劲为依据。如有些宝宝对母乳消化能力很强，消化后食物残渣少，排便间隔时间就长，但大便不干燥且排便也不费劲，这属于正常现象。只有大便干结且排便费劲才属于便秘。

大便最后形成于左侧降结肠，如果结肠内细菌能够将食物纤维败解发酵，就会产生水溶性的短链脂肪酸，吸收大量水分。大便中水分正好就是软便；水分过多就是腹泻；水分过少就是便秘。便秘时因大便中水分过少，可能是固水的纤维素少，也可能是乙状结肠冗长或肛门狭窄，导致粪便在肠道中停留时间过长，水分被吸收过多。

排便间隔长，但大便不干，与肠道吸收功能强，粪便量少，或肠道发育尚不成熟等有关。总之，大便干结、排便费劲称为便秘，它不同于排便间隔时间长——有人称之为“攒肚”。便秘不一定排便间隔长，很能每天1次，也能每天2次或更多，但每次排便均干、硬。

Q：矿泉水冲奶粉易致婴儿便秘吗?

A：是的。因为矿泉水本身含有丰富的矿物质，而宝宝肠胃消化功能不健全，用矿泉水冲奶粉，容易摄入过多的磷酸盐、磷酸钙，进而引发消化不良和便秘。

其实，自来水煮沸后，放至40℃左右冲奶粉最好。

第4章

呕吐

积极合理应对最重要

在宝宝发育过程中，时不时会遇到呕吐的情况，让爸爸妈妈十分紧张。其实如果了解呕吐的原因、表现，就能合理应对，让宝宝健康成长。

大多数情况下，呕吐能自愈

大多数情况下，宝宝呕吐可以在不接受任何药物治疗的情况下自愈。

对于呕吐这种症状，妈妈千万不要给宝宝服用非处方或处方药物，除非是医生特别给宝宝开的药。

哪些原因会引起宝宝呕吐

喂养问题

在宝宝出生后的前几个月里，出现呕吐症状，很可能是由于不当的喂养导致的，如喂食过量、对母乳或配方奶粉里的蛋白质过敏。这时妈妈可以在喂奶后多给宝宝拍拍嗝，每次少喂一点。

此外，喂奶后半小时内，不要让宝宝做运动，帮助他保持身体竖直。

气味排斥

有些宝宝闻到某些刺激性的气味，会产生恶心的感觉，引起呕吐，如妈妈身上精油味道等。因此，妈妈最好不要使用精油等味道重的物品，也要让宝宝远离甲醛浓度高的环境。

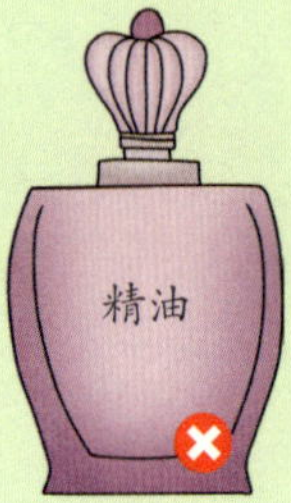

感冒或其他呼吸道感染

呼吸道感染也可能引起呕吐，主要是因为宝宝的鼻腔可能被鼻涕堵塞了，进而使宝宝产生恶心想吐的感觉。

这时可以用医用棉球捻成小棒状，沾出鼻子里的鼻涕，避免宝宝鼻腔里积存黏液。

肠道疾病

当宝宝腹痛时，可能出现呕吐的症状，妈妈应考虑是不是由于肠道疾病引起的呕吐，如肠梗阻、肠套叠，并马上带宝宝就医。

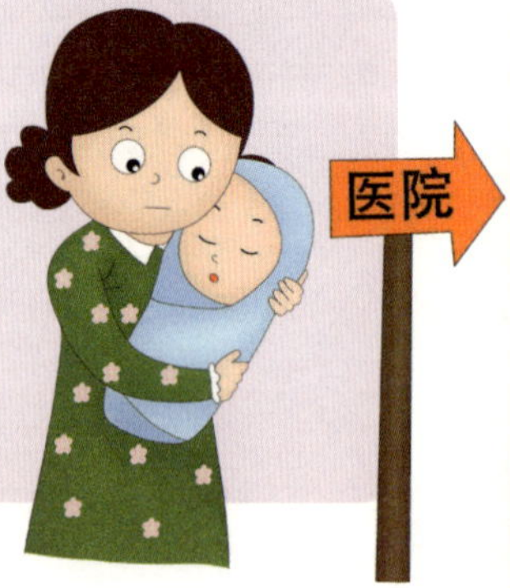

过度哭泣

剧烈咳嗽、长时间过度哭泣都可能引起宝宝呕吐。

虽然宝宝长时间哭泣会引起呕吐，让宝宝难受，但事实上这种情况对宝宝的身体不会造成什么伤害。

如果宝宝确实是因为这种情况而呕吐，尽快把呕吐物清理干净，放回床上即可。

注意要在宝宝呕吐后多安抚他，只要宝宝其他方面都健康，就不必过于担心宝宝因哭泣而引起的呕吐。

消化道先天畸形

新生宝宝吃奶后就吐，且呕吐物中奶汁连带黏液，可能是宝宝食管闭锁或胃幽门闭锁导致的。

此外，宝宝出生后一天就频繁呕吐，呕吐物是黄绿色胆汁，且伴有腹胀，没有胎便，应考虑宝宝是否有肛门闭锁或直肠闭锁等先天性疾病。

宝宝服药时

在喂药液时，药液不要太热、太凉；因喂药引发呕吐，可能由于各种原因引起的食道、胃和肠道的逆蠕动，同时伴腹肌和膈肌的强烈痉挛收缩，迫使食管和胃肠道内容物从口中涌出。

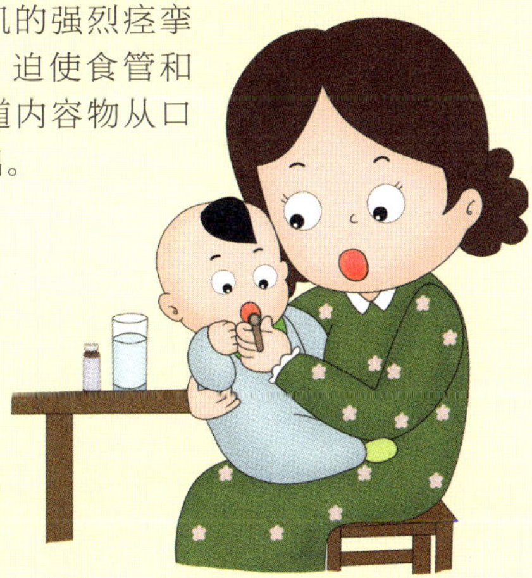

感染性因素

胃肠道感染

胃肠道感染是引起宝宝呕吐最常见的病因。感染有可能引起发热、腹泻，有时候还会出现恶心和腹痛。这种感染一般具有传染性，如果宝宝因此呕吐，他的玩伴很有可能也会出现相同的病情。

轮状病毒感染

对于宝宝来说，轮状病毒感染是引起呕吐最常见的原因之一，因此引起的呕吐往往会进一步诱发腹泻和发热。

消化道外的感染

有些时候，消化道外的感染也可能引起宝宝呕吐。

生理性溢奶和呕吐，别再傻傻分不清

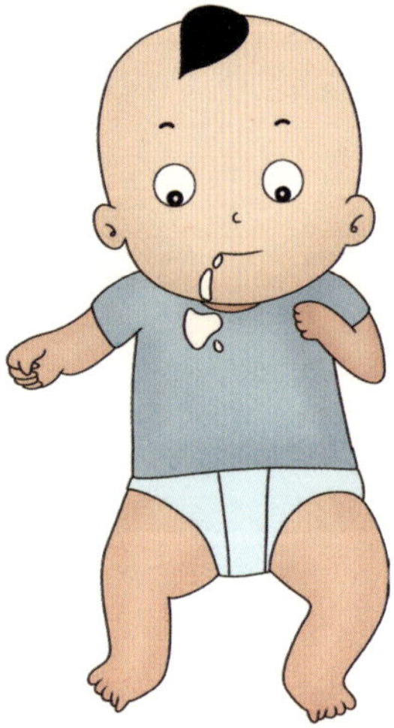

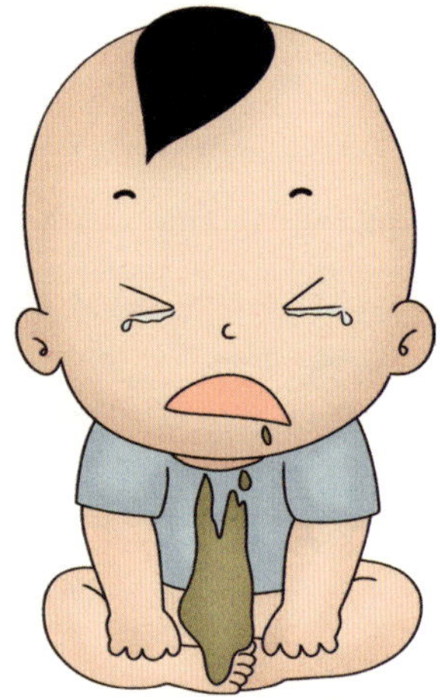

宝宝生理性溢奶

只会有少量奶顺着宝宝的下巴流出来。

宝宝呕吐

吐出来的液体很多，同时，宝宝也可能被自己吓到，并因此哭起来。

不同年龄呕吐后漱口方法不同

年龄大（2~6岁）

对于年龄大点的宝宝，呕吐后用温水漱口即可。

年龄小（1~2岁）

对于年龄小点的宝宝，呕吐后可以多次喂水来帮助清洁口腔。

呕吐症状缓解后应停食多久

当宝宝呕吐症状缓解后，可以少量补充温水，但需要暂时停食。年龄不同，停食时间也不同。

呕吐后不要频繁喂食

遇到宝宝呕吐情况时，妈妈不要着急。

宝宝呕吐后，其实是胃肠道最需要休息的时候。所以，宝宝呕吐时不要急于再次喂食，甚至着急用药，主要是预防和治疗脱水。千万不要认为药物是止泻和止吐的，其实盲日用药治疗也可能加重病情。

1

应观察宝宝几小时，不要频繁的给他喂水或其他物质刺激宝宝。

2

观察宝宝状况，让宝宝稍微平息一下，给身体一个自我调整的时机。

3

如果呕吐真的很严重，就要到医院看看是否需要特别输液等治疗。

怎样给宝宝补水

无论什么原因引起呕吐，在病情稳定后可鼓励宝宝及时补水，既能预防脱水、缺水的情况，还能减少刺激宝宝的呕吐。如果宝宝有脱水现象，妈妈一定要严格按照儿科医生的指导来给宝宝补充液体。

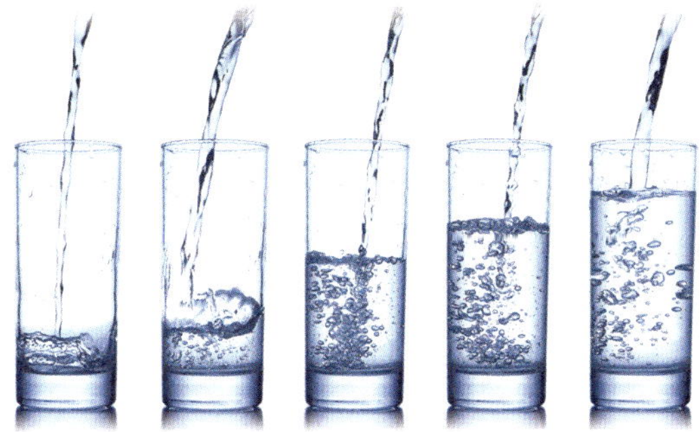

妈妈给宝宝喂水，可以用小勺一勺一勺地喂，避免让宝宝大口喝水诱发再次呕吐。

哪种情况下，宝宝呕吐要就医

如有下列任何一种情况，父母应立即带宝宝到医院就诊。

1. 呕吐伴有发高热、精神恍惚、呼吸无反应。
2. 呕吐伴有腹痛。
3. 呕吐，并且每间隔 10~30 分钟就大哭一次。
4. 每次吃奶后都会喷水似的吐奶。
5. 撞击引起的呕吐。
6. 呕吐时间长，没有小便。
7. 宝宝有脱水体征。

0~15 天婴儿吐奶

吐奶情况不同，应对方法不同

婴儿出生后 1~2 天，有的婴儿会有吐奶的现象。此时，如果婴儿尚未排出胎便，会让妈妈担心是否肠道某处发生了梗阻。但如果排出了胎便，腹部也没有异常肿胀，婴儿一般状态良好，可耐心等待，不必过于担心。

而婴儿吃母乳或配方奶粉就吐，可以每天减少 1~2 次母乳或配方奶粉，通常这样一来就不吐奶了，从第 3 天开始就能好好吃奶了。

遇到以下情况应及时就医

婴儿连续呕吐混有黄绿色胆汁的奶，逐渐出现腹胀，且伴有高热，应及时就医。但就医前要保留呕吐物，以便给医生看看，或进行化验。

宝宝呕吐伴有高热时，且有精神不好时，妈妈应及时带宝宝就医。

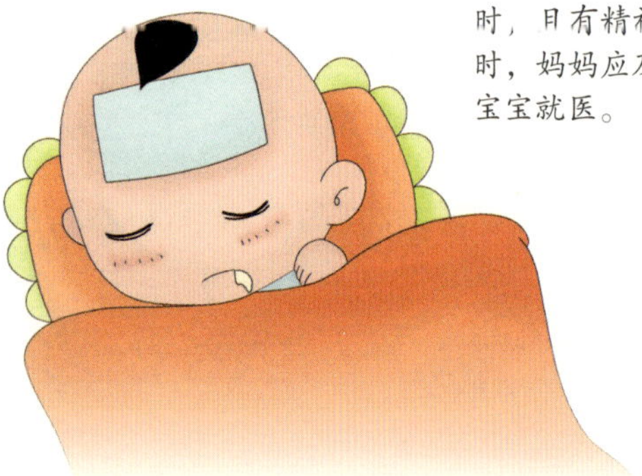

呕吐物中带血要分情况

出生后第 2 天或第 3 天，有些婴儿吐出的乳汁中混有鲜红色的血液，且大便发黑，就像煮熟的紫菜一样（血液经过肠道就会变成这种颜色），这种情况称为新生儿出血症或新生儿黑粪症。

这与血液凝固有关的维生素 K 明显减少有关。但现在每个新生儿出生后都会注射维生素 K，所以这种出血症已明显减少。就算没进行预防而出血的婴儿，只要用上维生素 K，数日即可治愈。

与此相似的是，不是婴儿自身出血，而是由于吞下了妈妈的血以后又吐了出来（称假性黑粪症），或是在产道中吞进了血，或是由于母亲的乳头破裂出血，与奶一起被婴儿吸吮至胃肠内，这种情况并非是病态。如果是乳头出血，让婴儿停吸 1 天破裂一侧的乳房，上述现象即可消失。

开始时，如果弄不清呕吐物中带血属于哪种情况，可进行检验，以鉴别是母亲的血还是婴儿的血。

新生儿出血症多发生在生后 2~3 天，而因母亲乳头破裂出血所致怀疑新生儿出血者多发生在出生 10 天以后。

16~30 天婴儿吐奶

婴儿吐奶时间不同，呕吐物性状不同

出生 15 天后，宝宝会经常吐奶，有吃完奶马上吐出来的，呕吐物呈牛奶状，也有等 20 分钟再吐出来的，呕吐物呈豆腐脑状，这是因为奶在胃里停留了一段时间，由于胃酸作用变成了豆腐脑状物。

婴儿吐奶哪些情况是正常，哪些情况是不正常的

婴儿一边吃奶一边从嘴角流出来。→ 不必担心。

如果很多奶像喷水一样涌出来。→ 应该想到这不正常，及时就医。

大部分婴儿期的吐奶都是因为“胃浅”

就像开口大容量浅的水池容易溢水的道理一样，婴儿的胃浅，一旦宝宝受到刺激，如哭闹、咳嗽等外力导致腹压增高，就容易把胃里的容物挤压出来。

所以，大部分这个时期的婴儿的吐奶都是因为“胃浅”导致的。

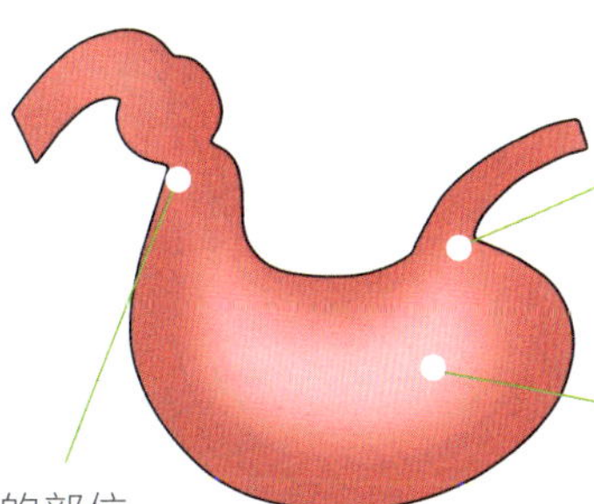

抱起喂奶能缓解呕吐

有些妈妈喜欢采取平卧姿势喂奶，这种喂奶姿势是不科学的，容易造成奶汁在胃里滞留，导致吐奶。

最佳的喂奶姿势

抱起宝宝，让宝宝的身体处于 45 度左右的倾斜状态，这样吸入胃内的奶汁容易进入肠道，能有效降低吐奶的概率。

喂奶速度不宜过快

妈妈喂奶时应适当控制喂奶的速度，给宝宝一定的间歇期，以便宝宝休息一会儿再接着吃，这样可以避免吐奶。

乳汁流速的控制方法

四指托住乳房，拇指置于乳头上乳晕处，减慢乳汁的流出。如果乳汁多，压力大，则需以手指在乳晕处加压，以控制流速。

俯肩拍嗝可减少吐奶

宝宝吃奶时会吸进去空气，就应在喂奶后及时给宝宝拍嗝。采取俯肩拍嗝的方法可以有效减少宝宝吐奶。

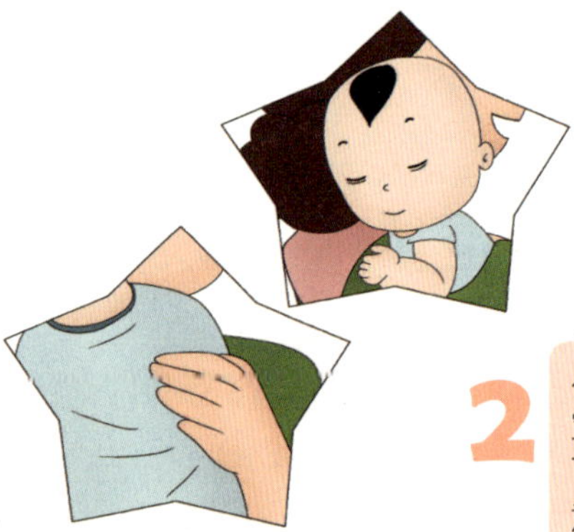

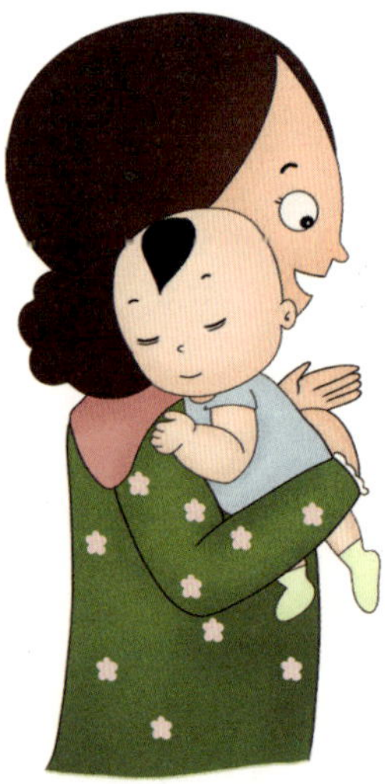

1 先铺一条毛巾在妈妈的肩膀上，防止妈妈衣服上的细菌和灰尘进入宝宝的呼吸道。

2 右手扶着宝宝的头和脖子，左手托住宝宝的小屁股，缓缓竖起，将宝宝的下巴处靠在妈妈的右肩上，靠肩时注意用肩去找宝宝，不要硬往上靠。

3 左手托着宝宝的屁股和大腿，给他向上的力，妈妈用自己的右脸部去“扶”着宝宝。

4 拍嗝的右手鼓起呈接水状，在宝宝后背的位置，小幅度由下至上拍打，很快宝宝就打嗝。

奶嘴的开孔大小适宜，奶汁充满奶嘴

人工喂养的宝宝吃奶时，要让奶汁充满奶嘴，以免宝宝吸入空气。而且要确保奶嘴上的孔既不太大也不太小，当将奶瓶翻转时如果有几滴奶液流出，然后停止，表明奶嘴开口大小合适。所以一个合适奶嘴能预防宝宝生理性溢奶。

奶嘴按照孔径不同分为小圆孔（S 号）、中圆孔（M 号）、大圆孔（L 号）、Y 字孔和十字孔五种，不同型号的奶嘴适用不同月龄的宝宝。

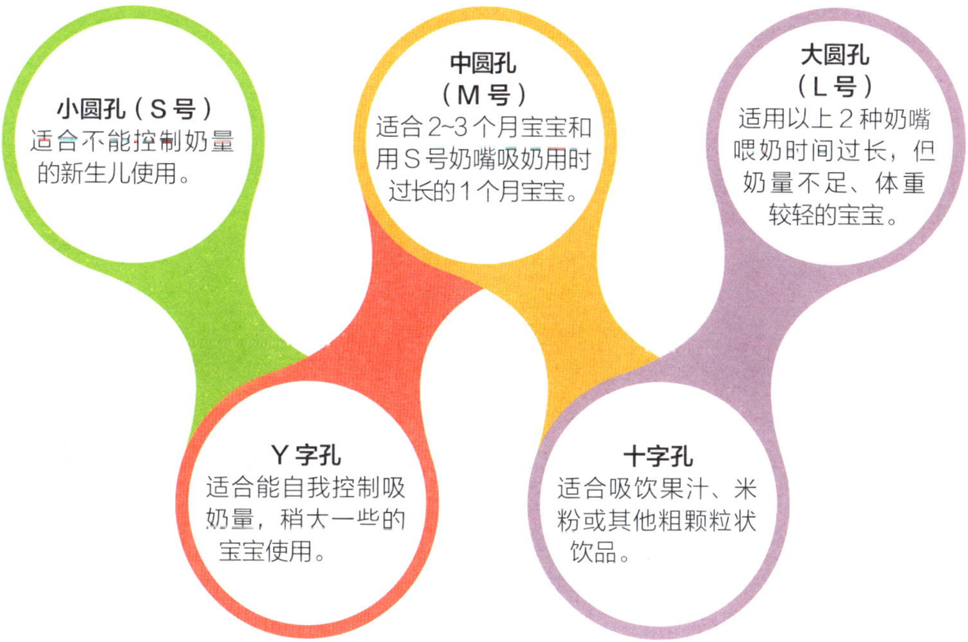

喂奶前后注意事项

因为宝宝胃容量小，如果吃太多，胃容纳不下那么多奶就容易吐出来。而当宝宝过度饥饿时才喂奶，很容易导致宝宝吃得过多而引发吐奶。所以，不要等到婴儿极度饿时再喂奶。

喂奶前尽量避免宝宝大哭，大哭易使空气进入胃内，也容易因此引起吐奶，故应先让宝宝安静下来再吃奶。

宝宝吃奶后不要马上仰卧，妈妈拍嗝后应慢慢、轻轻地把宝宝放在床上，且卧姿最好处于一个斜坡位或右侧卧位。此外，哺乳后不宜马上给宝宝更换尿布，也不要摇晃或翻动宝宝。

1~11 个月宝宝吐奶

习惯性吐奶的宝宝也是存在的

在 1 个月到 2 个月宝宝当中，还有一些是习惯性吐奶的宝宝。他们基本上是从出生后半个月就开始吐奶，尤其是男宝宝比较多。宝宝身体不发热且精神状态较好，吐奶前没有痛苦的表情，突然就“呼”地吐了出来。吐过之后，就像什么事也没发生一样，就是习惯性吐奶，一般 3 个月，迟一些的 5~6 个月后就会自愈。

育儿专家提醒

如果妈妈给宝宝喂奶时不抱着宝宝，宝宝吐奶的情况比较多见。因此，妈妈给宝宝喂奶最好要把宝宝抱起来，喂完奶后将他上身直立，直到拍出嗝为止。

爷爷奶奶看过来

爷爷奶奶看到宝宝无论怎样改变母乳喂养方法和人工喂养的喂养量，都不能使其吐奶情况得到控制，十分的担心。其实，只要宝宝精神状态好、大便没有什么变化，生长发育没有问题就没事。

吐奶后别忘了喂奶

宝宝吐奶的量有多有少，如果吐奶很多的话，宝宝很容易饿，可能间隔不到 3 小时就会因想吃奶而苦恼，这种情况要及时喂奶。而且，对于 6 月以内的宝宝应按需要喂养。但对于人工喂养的宝宝，如果从添加配方奶粉就经常吐奶，应试着减少配方奶粉的量或更换品牌试试。

搭臂拍嗝和面对面拍嗝

妈妈给宝宝喂奶后，要及时给宝宝拍嗝，可以采用搭臂拍嗝方法。

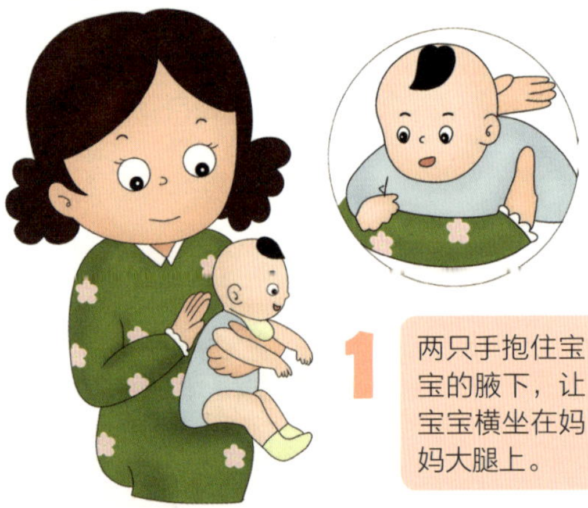

1 两只手抱住宝宝的腋下，让宝宝横坐在妈妈大腿上。

2 宝宝的重心前倾，妈妈将左手臂搭好毛巾，同时从宝宝的腋下穿过，环抱住肩膀，支撑宝宝的体重，并让宝宝的手臂搭在妈妈的左手上。宝宝面部朝外拍嗝。

面对面拍嗝

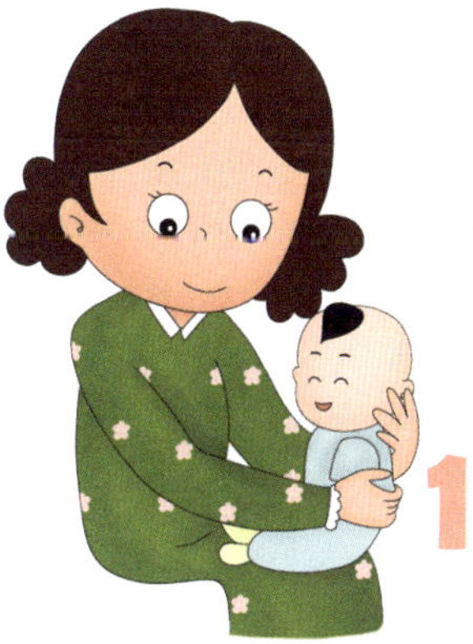

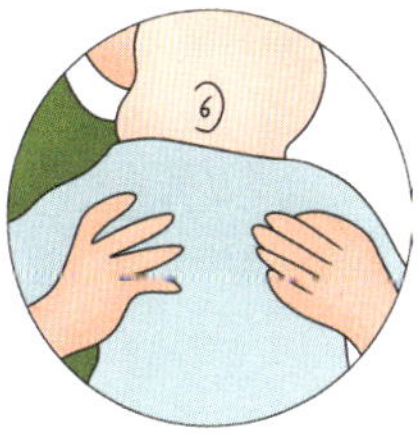

1 妈妈双腿并拢，让宝宝端坐在大腿上和妈妈面对面。

2 一只手从侧面环绕住宝宝的后背，另一只手拍宝宝后背。

这种姿势的好处是妈妈和宝宝面对面，能够了解宝宝的情况，看清宝宝的面部表情变化。需要注意的是，特别小的宝宝不能坐，依然要采用俯肩拍嗝法。

什么情况下控制母乳量

在母乳喂养的宝宝当中，过1个月之后仍经常吐奶。

多发生在母乳分泌旺盛期，每次吃奶不把两侧乳房都吃净。

和上个月相比，宝宝大便次数明显增多了，且体重增加明显，每天增加40克以上时，应控制一下喂母乳的量。

推膻中，改善宝宝呕吐

膻中穴位于前正中线上，两乳头连线的中点处。妈妈用拇指桡侧缘从宝宝天突穴（当前正中线上，胸骨上窝中央）向下直推至膻中穴，50~100次，有利气宽胸，改善宝宝呕吐的功效。

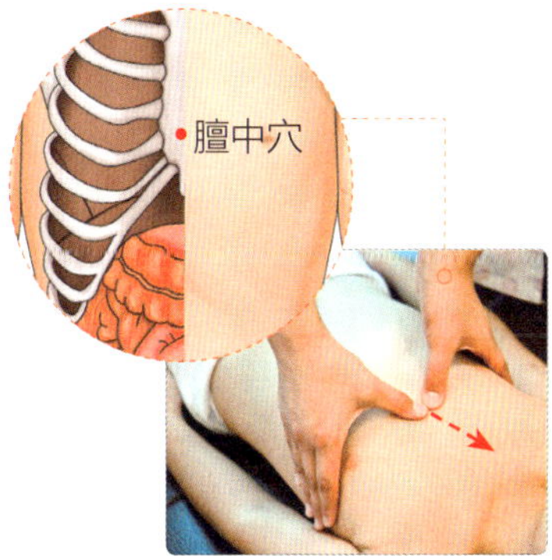

宝宝吐出来的奶流入耳朵怎么办

吐奶的宝宝有时候吐出来的奶会流入耳朵里，妈妈因此担心引发中耳炎。其实，不必过于担心，流入耳朵里的奶，可以用消毒棉吸出来，但不能用不干净的布擦，否则会损伤耳道的入口而引起外耳炎。

此外，为了不使吐出的奶流入气管，对于经常吐奶的宝宝，可以让其侧卧。

哪种情况需要马上就医

如果宝宝吐奶呈喷射状，吐物有力地溅到床上或地上，则是病态，应及时就医。

11~12 个月宝宝呕吐

宝宝突然呕吐也不必过于担心

一直很健康的宝宝，突然呕吐起来，这时候宝宝会比较担心。其实，由于妈妈了解宝宝以往的情况，一般不会患什么疾病，所以也不必过于担心，只要就医时说明情况就好了。

咳嗽会引起呕吐

有些宝宝平时易积痰，且发出咝咝的痰鸣声，晚饭后刚躺下就咳嗽，还伴有呕吐。

这种呕吐是由咳嗽引起的，只要不咳嗽，就不会发生呕吐。宝宝呕吐后，没有什么别的不适，只是时而发出几声咳嗽就睡了。当然也不发热，第 2 天早晨能正常地起床。

育儿专家提醒

过去，有一种病是百日咳，多是咳嗽伴有呕吐。但现在预防接种已经很普及了，所以，宝宝患百日咳机会明显减少。

过食会引起呕吐

当宝宝不知不觉吃多食物后胃里会不舒服，自然就会把这些食物吐出来，这其实是一种自卫。这种过食导致的呕吐特点是不发热，宝宝吐完之后情绪会好许多。

一般来说，宝宝遇到这种情况，晚上睡觉前把晚饭吐出来的情况较多，细心的妈妈会发现，宝宝呕吐之前还会咳嗽，随着咳嗽食物也被吐出来了。令妈妈欣慰的是，宝宝这种呕吐既不会发热，也不会影响精神，吐过之后很快就会酣然入睡。

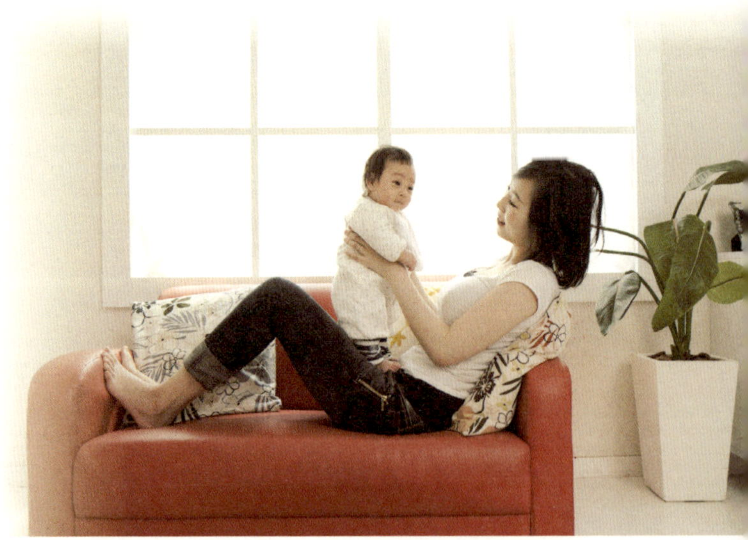

宝宝晚上吃多了，就先不要尽早睡觉，可以让宝宝活动一下，消化消化。

呕吐要小心秋季腹泻

快满周岁的宝宝在 11 月末出现反复呕吐，应考虑是患了“秋季腹泻”。

如果是秋季腹泻，宝宝会多次出现水样便，伴有发热，但热度不高，会出现呕吐，应对策略详见 70~73 页。

肠套叠引起的呕吐应及时就医

引起宝宝呕吐的原因很多，但肠套叠引起的呕吐比较可怕。肠套叠不仅有呕吐的症状，还有剧烈的腹痛，宝宝常常突然大声哭泣，表情非常痛苦，持续几分钟就停止了。本以为是好了，可又大声哭起来，在反复疼痛中呕吐，也有先呕吐，进而因疼痛而哭泣的。遇到以上情况，妈妈应马上带宝宝就医。

育儿专家提醒

疝气的“嵌顿”和肠套叠一样，有腹痛、呕吐的症状，但宝宝不间断地哭泣与肠套叠不同，也应及时就医。

感冒可能引起呕吐

感冒会引起高热，且伴有呕吐。一般认为是由于发热而导致呕吐的，但实际不是这样。

这是引起发热的疾病，使胃的功能受到影响，从而导致的呕吐，这种情况可以当作感冒来处理。

如果宝宝呕吐时间不长，可以一点一点地给宝宝喂些鲜果汁等。

确定宝宝是感冒引起的呕吐，要**根据宝宝自身的消化情况和食欲制订宝宝的食谱**，可以喂宝宝一些流食，如米汤、稀粥、热汤面等。

此外，就是喂宝宝的次数要相对平时少一些，以免宝宝因消化不良造成呕吐，那样会使宝宝的身体状况更加恶化。

大多数感冒是因病毒感染导致的，抗菌药物对病情不会有效果。尤其是早期病毒感染，病菌的大量繁殖会加重宝宝的病情。

呕吐应防止脱水

如果宝宝持续呕吐，妈妈需要确认宝宝是否发生了脱水（机体丢失过量水分，代谢功能无法正常运行，称为脱水）。确认宝宝是否缺水可以参考 51 页。如果宝宝脱水达到严重的程度，就可能危及生命。

为了防止这种情况发生，妈妈要及时给宝宝补充因呕吐丢失的液体。妈妈可以在宝宝呕吐的间歇一点点地给宝宝喂白开水。如果宝宝不喜欢白开水，可以喂些果汁、汤类。此外，妈妈尽量让宝宝处于安静状态，这样能缓解呕吐症状。

如果宝宝因呕吐大量失水，应就医。

育儿专家提醒

宝宝起居要保持空气新鲜，且定时通风，保持室温、湿度恒定。

缓解呕吐食谱推荐

大米汤 补充水分

材料 大米 30 克。

做法

1. 大米洗净，用水浸泡 30 分钟，放入锅中，加水大火煮开，转为小火慢慢熬成粥。
2. 粥好后，放置 4 分钟，用勺子舀上面不含饭粒的米汤，放温即可。

对宝宝的好处

大米富含淀粉、维生素 B_1、矿物质、蛋白质等，煮成粥后取汤，有利于更好吸收大米的营养，还能为宝宝补充充足的水分。

适合年龄 6 个月以上

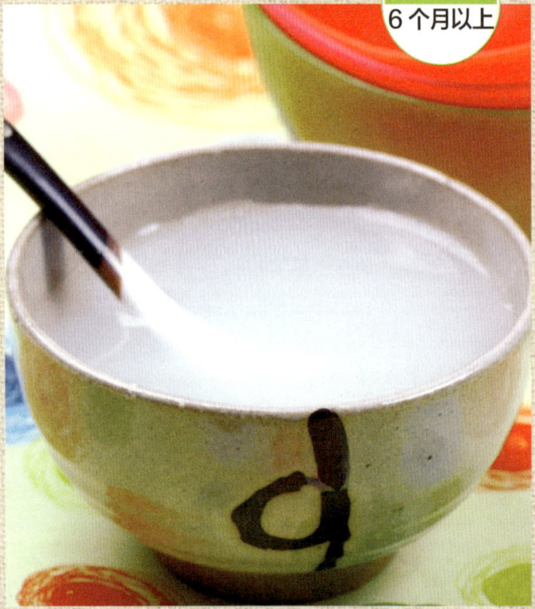

雪梨藕粉糊 补充营养、缓解呕吐

材料 雪梨 25 克，藕粉 30 克。

做法

1. 藕粉用水调匀；雪梨去皮、去核，剁成泥。
2. 将藕粉倒入锅中，用小火慢慢熬煮，边熬边搅动，直到透明为止，再将梨泥倒入搅匀即可。

对宝宝的好处

雪梨和藕粉都含有碳水化合物、多种维生素等，能促进宝宝食欲，帮助消化，还能缓解宝宝呕吐。

适合年龄 6 个月以上

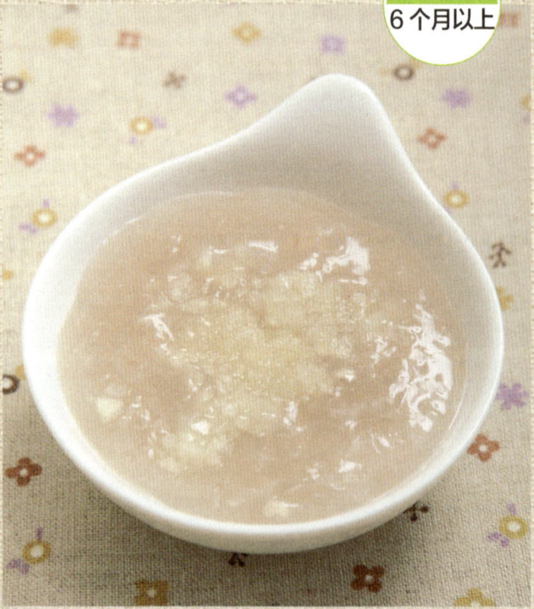

1岁~1岁半宝宝呕吐

宝宝呕吐并不完全都是病

宝宝呕吐不完全是病，把多吃的东西吐出来是一种自卫。宝宝是否吃多了，妈妈最清楚。当宝宝看到特别喜欢吃的食物，就会在不知不觉中吃多。这种过食导致的呕吐不发热。

咳嗽引起呕吐不必太担心

晚上睡觉前，宝宝因为咳嗽把晚饭吃的食物吐出来的情况较多。这类宝宝平时就有积痰的情况，且总能听到“呼噜”声，多发生在清晨或晚上。晚饭后随着咳嗽，食物也会吐出来。这时，宝宝不发热，吐后精神更好，很快就睡着了。

突然发热伴有呕吐应少量多次补水

生活中，宝宝会有突然出现发热伴有呕吐的情况。如果是高热的疾病，常常伴有呕吐，宝宝会精神非常疲劳。这时，妈妈应采取以下措施。

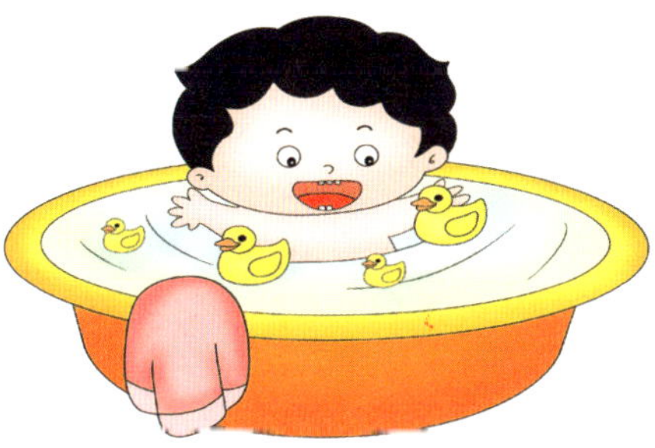

若孩子精神状况比较好，可以帮他用温水洗个澡，将水温调至35~37℃，有助于散热降温。水温一定要适当，因为水温过高会扩张血管，机体耗氧量也会增大，不利于病情的好转。

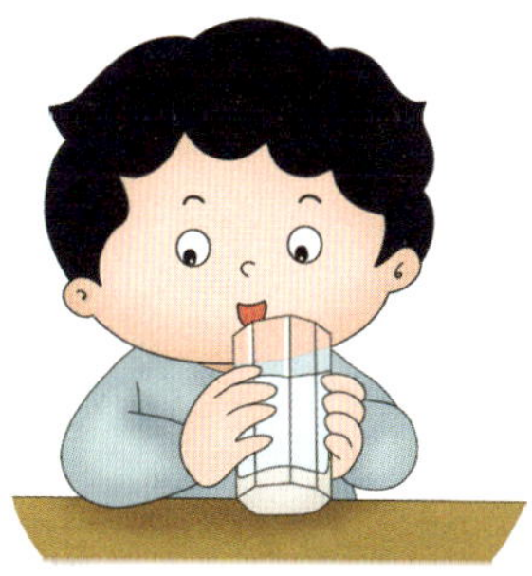

如果宝宝夜里反复呕吐，需要叫起宝宝让他吐，吐完之后给他喝水。如果连水都吐出来，那就尽量让宝宝吐后1~2小时保持清醒，逐渐少量多次地给宝宝凉果汁等。如果宝宝不吐了，可以给宝宝喂水。

缓解呕吐食谱推荐

百合粥 润肺止咳

材料 鲜百合 15 克，莲子 10 克，大米 25 克。
调料 白糖 1 克。
做法

1. 鲜百合、大米分别洗净，大米用水浸泡 30 分钟；莲子洗净，用水泡 2 小时。
2. 锅置火上，加适量水，放入鲜百合、莲子、大米，大火烧沸，转小火煮 30 分钟左右，加白糖搅匀即可。

对宝宝的好处

百合、莲子、大米均有润肺作用。百合入心经，性微寒，还能帮助宝宝宁心安神，有利于缓解宝宝咳嗽引起的呕吐。

适合年龄 1 岁以上

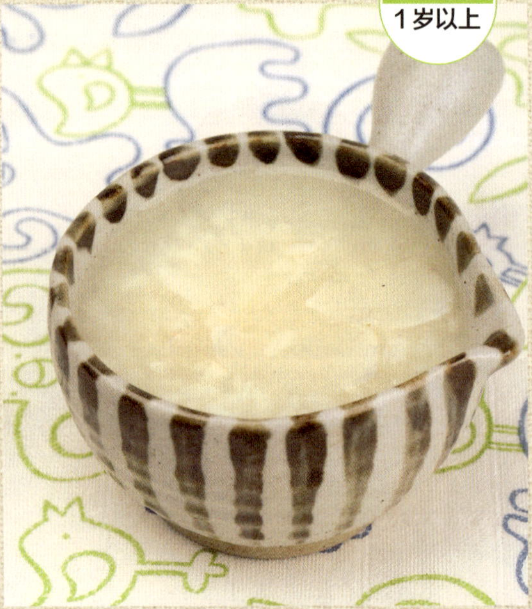

莲子百合羹 止咳化痰

材料 莲子 20 克，干百合 10 克，鸡蛋 1 个。
调料 白糖适量。
做法

1. 鸡蛋磕开，搅散成蛋液；干百合用温水泡发；莲子洗净，去心。
2. 将莲子与百合同放在砂锅内，加适量清水，小火煮至莲子肉烂。
3. 加入鸡蛋液搅匀成蛋花，加白糖调味即可。

对宝宝的好处

百合、莲子均有止咳化痰的作用。还有安神的功效，适合咳嗽引发呕吐宝宝食用。

适合年龄 1 岁以上

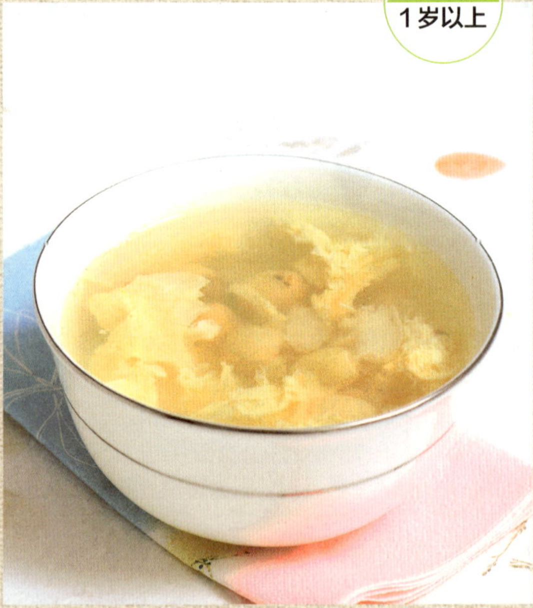

1岁半~2岁宝宝呕吐

如果宝宝呕吐了，可能是什么原因呢

这个年龄的宝宝把吃进去的食物吐出来，妈妈要注意观察是怎么呕吐出来的。

高热、呕吐，往往是使咽喉疼痛、嗓子不舒服的疾病导致的。如夏季多是口腔炎，冬季多是病毒性扁桃体炎或链球菌引起的咽喉炎。

应对策略

如果宝宝患了口腔炎，妈妈要洗净双手，然后用消毒小棉签蘸淡盐水清洗口腔，最后搽上口腔药物。如果宝宝患了咽喉炎，让宝宝多喝水，对于已经吃辅食的宝宝，可以尝试喝点凉的稀饭，或冰凉、稀释过、甜而不酸的果汁，如稀释后的苹果汁、梨汁等。还要在医生建议下适量用药。

不发热而剧烈咳嗽，且伴有呕吐，往往是由哮喘性支气管炎引起的。

应对策略

如果宝宝患了哮喘性支气管炎，妈妈要保持室内空气清新，加强防寒保暖，可以采取半卧位休息，多喝水，多吃新鲜蔬果，依医生建议用药。

不发热，且伴有剧烈腹泻的呕吐，可能是疝气的嵌顿。肠套叠在这个年龄不太多，但并不是没有。

应对策略

如果宝宝患了肠套叠，妈妈应多安抚宝宝，并及时就医，并积极配合医生。

多次呕吐，伴有腹泻，如果发生在夏季要考虑细菌性痢疾，一般伴有发热，应及时就医；冬季时呕吐和腹泻一起发生，多是秋季腹泻，但这种疾病多发生在9~18个月的宝宝身上，到了2岁时就减少了。

育儿专家提醒

如果宝宝平时就有积痰的情况，但精神状态不错，只是胸中有“呼噜呼噜”的痰鸣声，不必急于看医生。但如果是没有接种百日咳疫苗的宝宝，每晚都剧烈咳嗽，甚至憋红了脸，咳后又呕吐的话，有可能是百日咳，应及时就医。

缓解呕吐食谱推荐

水果土豆拌饭 增强食欲

材料 大米20克，土豆15克，胡萝卜、菠萝各10克，牛奶50克。

调料 淀粉少许，盐1克。

做法

1. 大米洗净，用水浸泡30分钟；土豆去皮，洗净，切丁；胡萝卜洗净，切丁；菠萝去皮，放盐水中浸泡一会儿，切丁。
2. 锅内倒油烧热，放入土豆丁、胡萝卜丁翻炒，再放菠萝丁、牛奶、淀粉煮开，等蔬菜熟时再加入大米煮至饭黏稠即可。

适合年龄 1岁以上

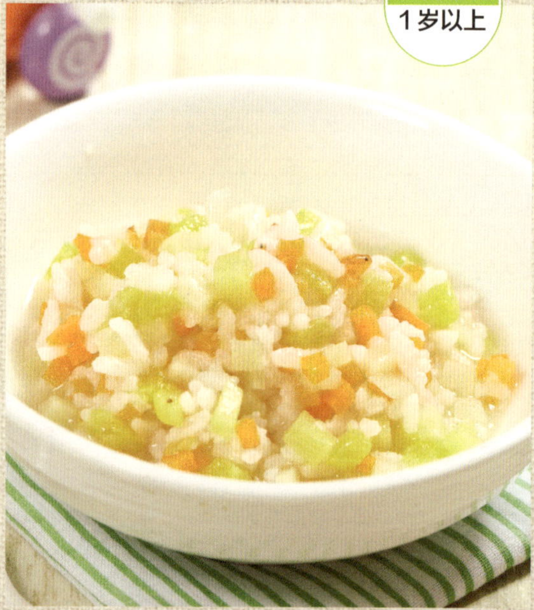

番茄炒蛋 提高食欲

材料 番茄150克，鸡蛋1个。

调料 葱末、蒜末各5克。

做法

1. 番茄洗净，去皮，切块；鸡蛋打散，油锅放入鸡蛋炒散，盛出。
2. 锅留底油烧热，放番茄翻炒，稍焖一会儿，加盐翻炒片刻，加入鸡蛋块，撒上葱末、蒜末，翻炒片刻即可。

对宝宝的好处

番茄富含多种维生素和矿物质，且味道酸酸甜甜，有提高食欲的作用，还能补充多种营养，适合呕吐的宝宝食用。

适合年龄 1岁半以上

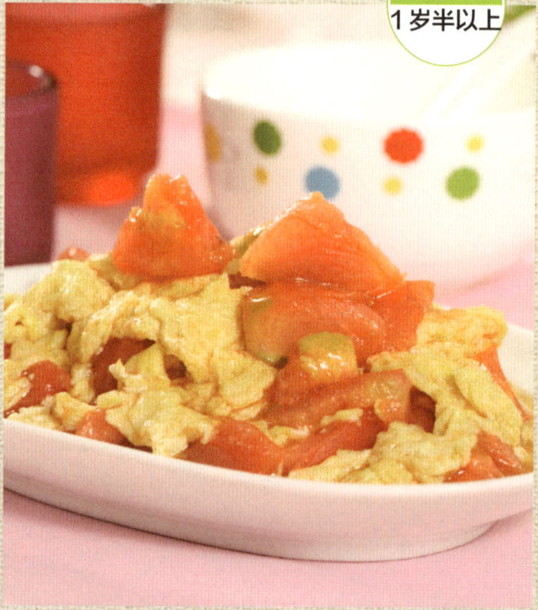

2~3 岁宝宝呕吐

宝宝如果呕吐，应检查是否发热

这个年龄的宝宝如果呕吐，首先应查明是否有发热的情况。白天一直到傍晚都非常精神的宝宝，入睡后一会儿就将晚饭吃的东西吐了出来，且体温超过 38℃，可以考虑是疾病所致。

对于 2~3 岁的宝宝突然高热，最多见的是感冒了。

呕吐伴随症状不同，原因也不同

宝宝没有发热却把吃的东西吐出来，需要看宝宝的精神状态如何。若呕吐后又若无其事地玩，就不必担心。

应对策略

这可能是食物随着咳嗽一起呕吐出来，也可能是吐出了多吃的食物，吐完宝宝就舒服了。

宝宝没有发热却把吃的食物呕吐出来，浑身乏力、呵欠连连，应考虑可能是过度运动所致，如果在这之前拼命玩了一天的话，一般可以诊定是这一原因。

从深秋到冬季，如果宝宝把吃下去的食物呕吐出来，且呕吐后稍微腹痛，可能患了“秋季腹泻”。超过 2 岁的宝宝，秋季腹泻并不多见，大多只是呕吐持续 1 天到 1 天半。

出现呕吐，没发热但突然腹痛很严重，且腹痛反复发作，可能是肠套叠，但 2~3 岁的宝宝很少发生。

育儿专家提醒

过度运动所致宝宝因为点儿什么高兴的事，尽情欢闹的次日，出现瘫软呕吐等情况，一般从 2~3 岁开始，一年内发作 4~5 次，直到上了幼儿园才好。

缓解呕吐食谱推荐

冰糖萝卜 防秋燥引起的咳嗽、呕吐

材料 冰糖 2 克，白萝卜 100 克。

调料 蜂蜜少许。

做法

1. 白萝卜洗净，去皮，切成圆柱形。然后将每一个萝卜中间挖一个圆形的洞，把冰糖放到萝卜中间，入蒸锅，大火蒸 30 分钟。
2. 取出，放至温热，往每个萝卜中加蜂蜜即可。

对宝宝的好处

萝卜有止咳化痰、生津止渴的功效，加上具有养阴生津、润肺止咳功效的冰糖和蜂蜜，能很好地辅助治疗宝宝因秋燥引起的咳嗽、呕吐情况。

适合年龄 2 岁以上

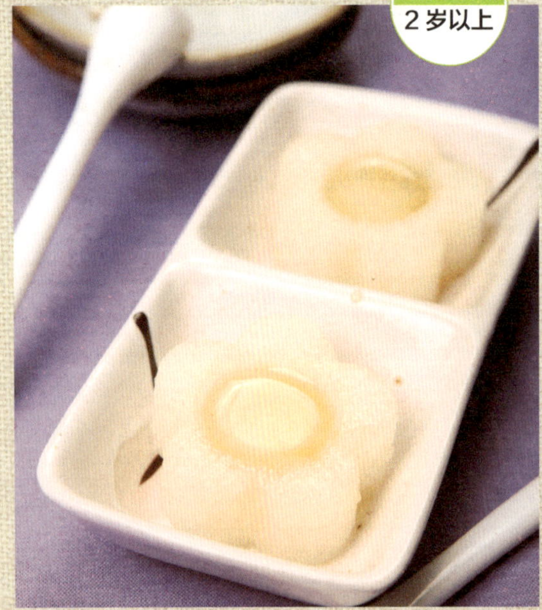

蜂蜜蒸梨 辅助治疗呕吐

材料 鸭梨 250 克，枸杞子 5 克，蜂蜜少许。

做法

1. 鸭梨用清水洗干净，然后用刀削掉顶部，再用小勺将内部的核掏出来。
2. 将梨肉挖出一些，放清水、枸杞子。
3. 梨放小碗内，上锅蒸 20 分钟，放温后加入蜂蜜即可。

对宝宝的好处

蜂蜜蒸梨能滋阴润肺、止咳祛痰、护咽利喉，对咳嗽引起的呕吐有辅助治疗效果。

适合年龄 2 岁以上

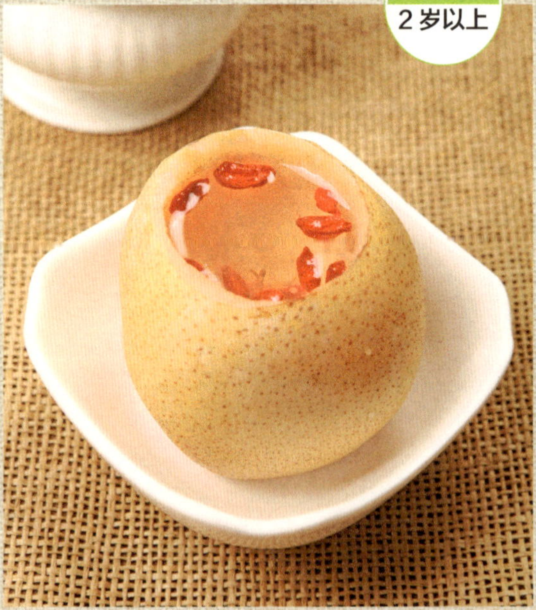

3~6 岁宝宝呕吐

宝宝突然呕吐，怎么办

当宝宝突然呕吐时，妈妈首先要**先摸摸宝宝的额头，看宝宝是否发热**。

如果宝宝头热、身体发烫，呕吐就是引起发热的疾病引起的。常见的发热疾病有感冒、扁桃腺炎等。对发热的处理，可以参照《宝宝不咳嗽呼吸畅》一书。

半夜发热、呕吐，怎么办

宝宝在半夜里发热、呕吐时，在不清楚发热会发生什么情况时，应先观察一段时间看看疾病的进展。如果宝宝口渴，要让宝宝多喝水。但如果继续呕吐，在呕吐后昏昏沉沉或发生抽搐时，要叫急救车去医院。

没有发热的呕吐，要仔细观察呕吐后宝宝状况

宝宝突然呕吐但没有发热时，要仔细观察呕吐后宝宝的状况。

如果宝宝呕吐后精神十足地玩耍，要考虑是吃多了，因积食物导致的。

如果宝宝呕吐后没有精神，昏昏沉沉、连连呵欠，要考虑是自体中毒的情况。但很少宝宝4岁后才开始发生，多是从2~3岁时开始。

呕吐不伴有发热，如果宝宝此前有过头部严重外伤，可能是外伤所致，如果持续呕吐、头痛，应尽快去医院就诊。

不发热而呕吐，宝宝腹部好像有剧痛时，有可能是肠梗阻。如果是患有疝气的宝宝，看是否有嵌顿了，可以检查一下宝宝的大腿根部。

宝宝呕吐伴有严重腹痛时，就不能不考虑是肠套叠了。肠套叠是婴儿多发的疾病，幼儿不多见，但腹痛严重，应尽早就医。

与呕吐相似，有的宝宝因咳嗽把食物吐出来，这多发生在平时有积痰，总是有“呼噜呼噜”痰鸣声的宝宝身上。如果宝宝不发热，呕吐后精神也不错，就不必担心。

缓解呕吐食谱推荐

鲫鱼姜汤 止呕、开胃

材料 生姜 15 克，鲫鱼 100 克。

调料 橘皮 10 克，葱末 5 克，盐 2 克。

做法

1. 鲫鱼去鳞、鳃和内脏，洗净；生姜洗净，切片，与橘皮一起用纱布包好填入鱼腹内。
2. 锅内加适量水，放入处理好的鲫鱼，小火炖熟，加盐、葱末调味，取汤给宝宝喝。

对宝宝的好处

姜性温，味辛，有温中止咳的功效，还能缓解宝宝呕吐症状，也能开胃。

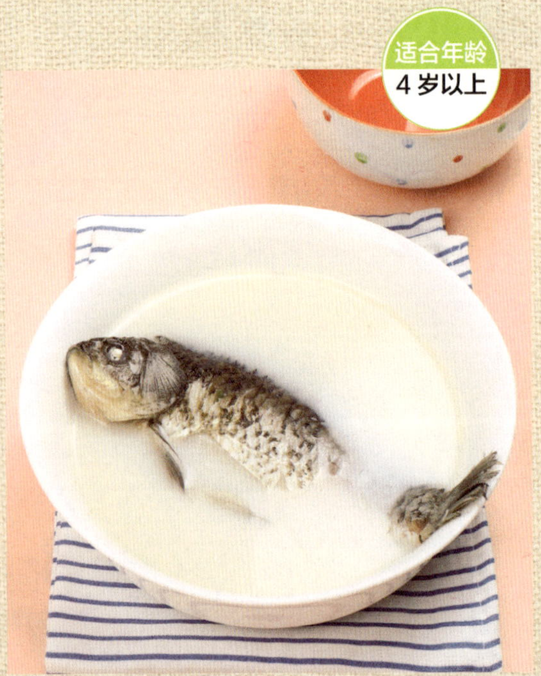

柠檬姜汁 缓解宝宝呕吐

材料 柠檬 5 克，新鲜生姜 15 克。

调料 蜂蜜适量。

做法

1. 柠檬洗净，去皮，切块；新鲜生姜洗净，去皮，切块。
2. 将柠檬块、生姜块一起放入榨汁机中，加适量饮用水榨汁，去渣取汁，放锅中煮开，放温加蜂蜜即可。

对宝宝的好处

柠檬有益胃止呕的功效；生姜有温中止呕的功效，两者搭配食用有缓解宝宝呕吐的功效。

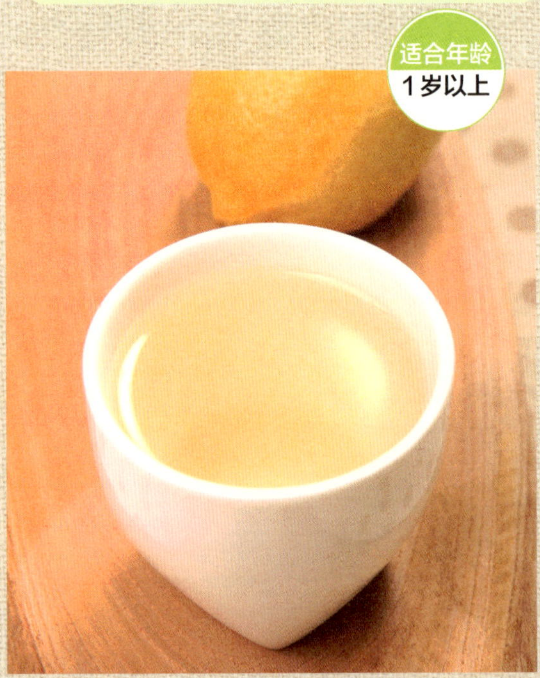

第5章

厌食
找到原因，对症调养

小儿厌食是指宝宝较长时间食欲减退，甚至讨厌进食的一种消化功能紊乱症状，临床特征是对所有食物均不感兴趣，甚至厌恶。

宝宝为什么会厌食

现在宝宝厌食发病率较高，严重影响宝宝的生长发育。要解决宝宝吃饭问题，必须首先搞清楚导致宝宝厌食的原因，以便对症下药。

宝宝吃零食过多

有些宝宝在饭前吃大量的高热量零食，到了吃正餐的时候没有饥饿感，根本就没有食欲，过后又以点心充饥，造成恶性循环，于是就形成了厌食，妈妈应控制宝宝的零食。

缺乏一些营养素

宝宝的日常饮食不均衡，导致体内缺锌、缺钙、缺 B 族维生素等，使得宝宝没有食欲，这时妈妈要均衡宝宝的饮食，保证营养均衡摄入。

体质弱，经常生病

有的宝宝经常感冒、腹泻或患有其他慢性病，这会使宝宝的脾胃功能变差，影响了宝宝的食欲。碰到这种情况，需要请教医生进行综合调理。

感染寄生虫

宝宝脾胃的抵抗力较差，如果不注意卫生，很容易感染寄生虫。如果寄生虫在宝宝体内繁殖过多，就会扰乱宝宝正常的消化与吸收功能，令宝宝厌食。这时候可以吃些打虫药。

药物影响

有些宝宝爱生病，妈妈常擅自给宝宝用些含抗生素的药物，如红霉素、磺胺类药物等，往往会引起恶心呕吐，导致厌食，妈妈应遵医嘱给宝宝用药。

妈妈强迫宝宝进食

有些妈妈为了让宝宝多吃一点，就强迫宝宝进食，从而影响宝宝的情绪，形成条件反射性拒食，进而发展成厌食，妈妈应通过改变烹调方法等引起宝宝进食。

运动量不足

宝宝的户外活动少，与其他小伙伴的交往少，使宝宝的消耗少，就不容易产生饥饿感，进而吃得少，看起来像厌食。无论宝宝多大，都要经常运动，增加能量消耗，进而增加进食量。

进餐前或进餐时过度兴奋或紧张

有的宝宝在进餐前玩得过于兴奋，活动量过大，吃饭时心神未定，自然没有食欲。此外，有些妈妈专爱在宝宝进餐时训斥和数落宝宝，使宝宝精神紧张，难以唤起食欲。所以，妈妈要给宝宝创造安静、愉悦的进餐环境。

饮食无度

有些妈妈总是担心宝宝吃不饱、长不高，给宝宝买大量高蛋白、高糖的营养滋补品，顿顿鱼、肉，喝各种含糖饮料，这样会损伤宝宝的肠胃，使肠胃不能正常消化与吸收。久而久之，宝宝的食欲必然下降，引起厌食。宝宝正常饮食即可，不必额外增加营养品。

厌食有哪些危害

如果宝宝厌食长期得不到改善，可能导致宝宝严重的营养不良，进而影响宝宝的生长发育，造成免疫功能下降，甚至会引起并发症。

营养失衡

宝宝需要的营养就像一块跷跷板，只有饮食多样化、营养均衡，才能让跷跷板保持平衡，促进宝宝健康成长。很多宝宝不好好吃饭导致厌食，进而出现铁、钙、锌等多种矿物质及维生素缺乏，就会患有贫血、佝偻病、锌等微量元素缺乏症，反之，贫血、缺锌又会加重厌食，形成恶性循环。

体重偏轻、身高增长速度缓慢

长期厌食的宝宝多体重偏轻、消瘦、身高增长速度缓慢。因此，很多长期厌食的宝宝身高低于同龄宝宝，甚至有部分宝宝个子矮小和长期厌食有直接关系。

抵抗力差，易生病

宝宝长期厌食，不能从日常饮食中获取足够的营养来提高免疫力，因而抵抗力差，易感冒、发热等。

影响宝宝智力发育

如果宝宝长期厌食会导致大脑所需营养素缺乏，阻碍脑神经细胞发育，并因此影响宝宝的智力发育。

易出现极端性格

由于宝宝厌食，妈妈常用威胁、责骂等方法逼迫宝宝吃东西，这样不但不能纠正宝宝厌食，还是使宝宝产生逆反心理，长此以往，会导致宝宝出现极端性格。

如何预防宝宝厌食

不要在宝宝面前评论饭菜

有些妈妈就有偏食、挑食的习惯，常常无意识地在饭桌上评论饭菜好吃或不好吃，这样很容易潜移默化地影响宝宝对饭菜的喜好。所以，妈妈不要在宝宝面前评论饭菜，有利于预防宝宝厌食。

不要强迫宝宝进食

有些妈妈为了宝宝能多吃点饭，花费大量的心思给宝宝做辅食，但一看到宝宝不爱吃，就火儿大，下意识的行为就是强迫宝宝进食，时间长了宝宝就会见了饭菜就紧张，并且吃不了多少就饱了。

创造良好的进餐环境

宝宝应该在轻松愉快地环境下进食。因为宝宝消化系统很容易受情绪的影响，一旦出现精神紧张，就会导致食欲下降。此外，宝宝进食前，妈妈应将所有玩具都收起来，避免宝宝边吃边玩。

增加宝宝的活动量

宝宝必需每天参加一定的运动，小宝宝可以由妈妈抱着蹦一蹦、跳一跳，大点宝宝可以自由活动。这样才能帮助消化，产生饥饿感，也就不会出现厌食的情况。但需要注意的是，在进食前半小时应避免激烈运动。

如何判断宝宝是否厌食

生活中，妈妈可以通过宝宝的症状来判断是否厌食。

判断选项	症状	可能引起的疾病
看年龄	对于1岁以下的宝宝，尤其是新生儿发现食欲下降	多是疾病所致，如败血症、佝偻病、各种营养缺乏症等，应引起高度重视
	年龄稍微大点的宝宝出现不爱吃饭等情况	可能是由零食吃得过多、饮食习惯不好、缺锌、钙等因素引起的，应养成良好的饮食习惯
看食欲缺乏的程度	如果宝宝只是不想吃饭	可能是零食过多、天气、心情不好等原因所致
	如果宝宝出现拒绝进食的情况	可能是厌食症或其他潜在的疾病所致
食欲缺乏是否伴有并发症	精神状态不错	多属于正常情况
	伴有精神萎靡、低热	多为结核或其他感染
	伴有腹痛和便血	应注意消化系统溃疡、寄生虫等
	反应迟钝、皮肤粗糙、少汗	应注意甲状腺功能低下
	多汗、方额、颅骨软化等骨骼改变	多是佝偻病

哪种情况下，宝宝厌食要看医生

如有下列任何一种情况，父母应立即带宝宝到医院就诊。

1. 新生儿厌奶。
2. 厌食伴有精神萎靡、低热。
3. 厌食伴有腹痛、便血、多汗等。

4~6 个月宝宝厌奶

什么是厌奶

“厌奶”是许多妈妈在照顾宝宝时遇到的情况，其实这只是一个自然的生理调适过程，代表宝宝该吃辅食了。所以对于宝宝奶量的摄入，应顺其自然而不是强迫。

头 3 个月

宝宝吃奶专注，饿了就吃，饱了就睡，体重快速增加。

4~6 个月

喝奶量开始减少，胃口不佳，吃奶总是吃吃停停，且很容易因外界干扰而停止吃奶。还有一些好奇的宝宝，只要周围有人走动、有声响，就停止吃奶。显然其他事情对他来说，比吃奶更有趣。这一时期被称为“生理性厌奶期”，是宝宝常有的“厌奶”现象。其特点是宝宝发育正常，精力充沛，只是吃奶量暂时减少，一个月左右就会自然恢复食欲。

育儿专家提醒

宝宝出现厌奶的时间会有个体化的差异。生活中有些宝宝会提早在 4~5 个月大就出现厌奶。提早厌奶的宝宝排除了病理性厌奶，大多较一般宝宝成长得快且好。

如何判断宝宝是否厌奶

宝宝进入厌奶期后，最明显的症状就是吃奶量减少了，因此可以根据宝宝每天所喝的奶量判断宝宝是否厌奶。如果低于所需的奶量，没有生病，且处于 4~6 个月大，宝宝就可能已经进入厌奶期了。

一般而言，4 个月大的宝宝，计算奶量是以宝宝的体重和每天的餐次来计算的。

体重 ×（120~150 毫升）÷ 每天餐次 = 一餐的奶量

例如，4 个月大的宝宝，体重约 6 千克，一天大约喝 6 次奶，那么，

6 千克 ×（120~150 毫升）÷ 6=120~150 毫升 / 每餐

如果宝宝每餐的量少于上面的数据，可能宝宝到了厌奶期，开始可能不会有太大的变化，但慢慢地就会影响宝宝的生长发育。所以，应根据宝宝的厌奶情况采取相应的措施。

爷爷奶奶看过来

有些老人看了上面的公式，就会想到是不是一定要每隔 4 小时就给宝宝喂奶呢？其实不是绝对的，上面公式只是一个平均值。宝宝的消化速度是不一样的，早或晚吃一会儿没有太大的影响，不用把时间卡得那么死，但要学着找到适合自家宝宝的规律。

厌奶分为哪几类

宝宝出现厌奶情况，妈妈不必过于担心，首先应了解宝宝属于哪种厌奶。厌奶可分为生理性厌奶和病理性厌奶两大类。厌奶期的长短因人而异，从数周到数个月不等。

分类	具体情况	持续时间
生理性厌奶	是宝宝生长速度趋缓的一种正常生理现象，不会影响宝宝的活动力、生长发育，也不会发生营养不良	一般持续时间较短
病理性厌奶	多是由疾病引起的，易造成宝宝生理上的不适，进而进食量少，食欲下降，容易导致宝宝营养不良，需要积极治疗，以免影响宝宝的发育	通常持续时间较长

缓解长牙时的不适感

4 个月后，有些宝宝开始长牙了，就会出现不适感，也会影响宝宝吃奶，导致宝宝厌食。妈妈可以采取以下的措施缓解长牙的不适感。

按摩牙龈

妈妈可以洗净手指轻轻地给宝宝按摩牙龈，有助于缓解宝宝牙龈不适。也可以给宝宝做脸部按摩，放松脸部肌肉，也能达到缓解牙龈不适的效果。

冷敷牙龈

每天用纱布蘸点凉水轻轻擦拭宝宝的牙龈，也能缓解牙龈不适。可以让宝宝咀嚼在冰箱冷藏室里冰过的牙胶（是冷藏室里放凉爽的，而不是冷冻室里冷冻过的）。

巧用奶瓶缓解牙龈不适

妈妈可以在奶瓶中注入水或果汁，然后倒置奶瓶，让液体流入奶嘴，放入冰箱中冷冻，宝宝会非常喜欢咬奶瓶的冻奶嘴，但要不时查看奶嘴，确保完好。

育儿专家提醒

妈妈在用纱布给宝宝擦拭牙龈时，一旦发现宝宝咬嘴唇就要及时制止。如果宝宝咬着不肯放也不要硬来，可以轻轻挠挠宝宝的小嘴唇使他放开。

爷爷奶奶看过来

爷爷奶奶通常认为宝宝不能吃凉东西，其实不然，这时候可以给宝宝吃些冰香蕉或冰胡萝卜条，既可以缓解长牙不适，还能吸引宝宝的兴趣。

安静固定的吃奶环境有利于宝宝专心吃奶

当宝宝真的觉得饿的时候，肯定会好好吃奶。宝宝之所以不好好吃奶，主要是因为不太饿，且被周围有趣的事物所吸引，不愿意放弃“探索”。

对于这种注意力分散导致的“吃奶量减少”现象，妈妈要给宝宝提供一个相对安静固定的吃奶环境，减少外界的刺激和干扰。

不宜频繁更换配方奶粉

由于宝宝肠胃发育不成熟，而各种配方奶粉配方也有一定的差异，如果换了另一种奶粉，那么宝宝就需要重新适应，这样容易引起宝宝腹泻，所以不建议频繁给宝宝换配方奶粉。

频繁换奶粉容易出现肠胃不耐受

由于宝宝肠胃发育不成熟，妈妈若频繁给宝宝更换奶粉，会让宝宝胃肠道无法迅速适应变化，导致胃肠道不耐受，如肠绞痛、便秘、腹泻、呕吐等，甚至影响宝宝长个和智力发育。引起宝宝胃肠道不耐受的原因有以下几种。

牛奶不耐受

奶粉中有大分子蛋白质，而宝宝胃肠道不能完全消化。

乳糖不耐受

宝宝缺乏乳糖酶，无法把双糖水解为单糖，就会导致腹泻、腹胀、腹痛等。若大便中有泡沫、酸臭味，就可能是乳糖不耐受导致的。

脂类不耐受

很多奶粉添加了棕榈油，这种棕榈油容易与肠道中钙离子结合，形成钙皂，若钙皂和大便结合，大便就会变硬。

什么情况下需要换奶

当宝宝出现腹泻或便秘、腹胀或吐奶一周以上，排除疾病导致的情况，应及时更换奶粉。

妈妈给宝宝选择奶粉时，首先应选择适合自己宝宝的奶粉，如肠胃不太好的宝宝，应选择有益于消化的奶粉，其次要考虑宝宝的口味喜好。

怎样给宝宝换奶粉

妈妈可以用“新旧混合”的方法转奶。

先在老奶粉里添加 1/3 的新奶粉，吃两三天没什么不适后，再老的和新的奶粉各 1/2，吃两三天没问题的话，再老的 1/3，新的 2/3 吃两三天，最后过渡到完全新奶粉，切忌不宜太急。

不同品牌的配方奶粉转换

以原来每天吃 6 顿奶粉为例，每天添加量如右表

原奶粉 ●
新奶粉 ▲

换奶时间	每天新旧奶粉替换比例
第 1~2 天	● ▲ ● ● ● ●
第 3~4 天	● ▲ ● ▲ ● ●
第 5~6 天	● ▲ ● ▲ ▲ ●
第 7~8 天	● ▲ ▲ ▲ ▲ ●
第 9~10 天	▲ ▲ ▲ ▲ ▲ ●
第 11 天	▲ ▲ ▲ ▲ ▲ ▲

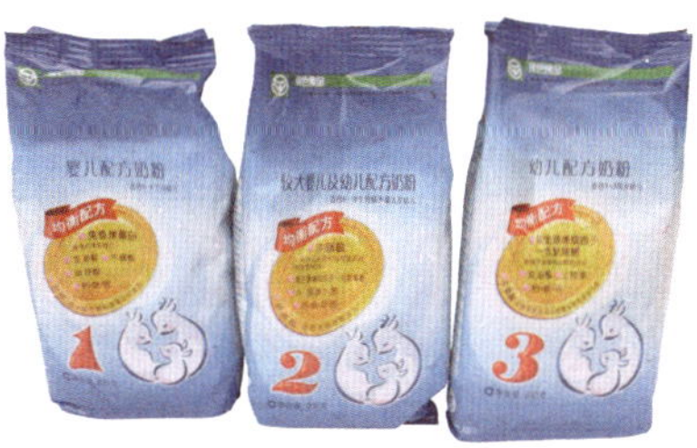

添加辅食顺利度过厌奶期

6 个月（180 天）后的宝宝所需能量的有一部分来自辅食，所以应及时添加辅食，以弥补奶量不足。辅食添加原则如下。

由一种到多种

宝宝刚开始添加辅食时，要先添加一种食物，等确认这种食物不过敏后，再添加另一种食物。每一种食物需适应 1 周左右，这样做的好处是如果宝宝对食物过敏，能及时发现并找出过敏源。

由少到多

给宝宝添加一种新的食物，必须先从少量开始喂起。妈妈需要比平时更仔细地观察宝宝，如果宝宝没有什么不良反应，再逐渐增加一些。

由稀到稠、由细到粗

给予的食物应逐渐从稀到稠，添加初期给宝宝吃一些容易消化、水分较多的流质辅食，然后慢慢过渡到各种泥状辅食，最后添加柔软的固体食物。给予食物的性状也应从细到粗。

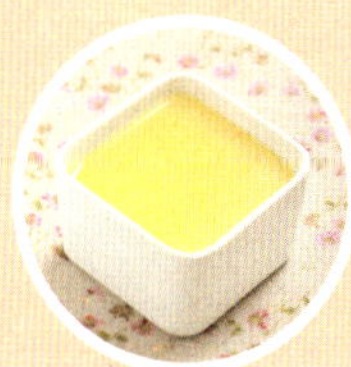

鲜玉米糊

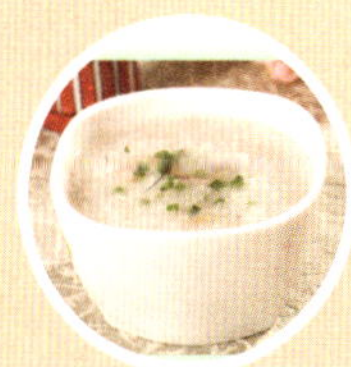

香菇西蓝花牛肉粥

奶嘴洞大小要适当

有些人工喂养的宝宝喝奶少，可能是因为奶瓶上奶嘴的奶洞太小，使宝宝不能顺畅喝到奶，因此喝的量才减少。所以，给宝宝选择合适的奶嘴也能预防宝宝厌奶。

妈妈可以先将奶瓶装部分奶液，然后倒过来，检查一下奶瓶上奶嘴的奶洞，是否能顺利流出，通常**最佳的速度是 1 秒 1 滴，滴不出来或滴得太快都不好。**

迷糊奶吃不得

有些妈妈为了让宝宝多吃奶，常会在宝宝半睡半醒的时候给他喂奶，这种做法是不对的，会让宝宝觉得吃奶应该是在困的时候，清醒时就不吃，容易形成白天厌奶。

推脊能缓解宝宝厌奶

宝宝俯卧床上，妈妈的双手食指放在背部的尾骨处，即长强穴（尾骨尖端与肛门连线的中点处）。双指同时沿着脊柱方向向上推动至宝宝颈椎下方突起处的大椎穴（第 7 颈椎棘突下凹陷处）。督脉较长，可分三次至大椎穴处。

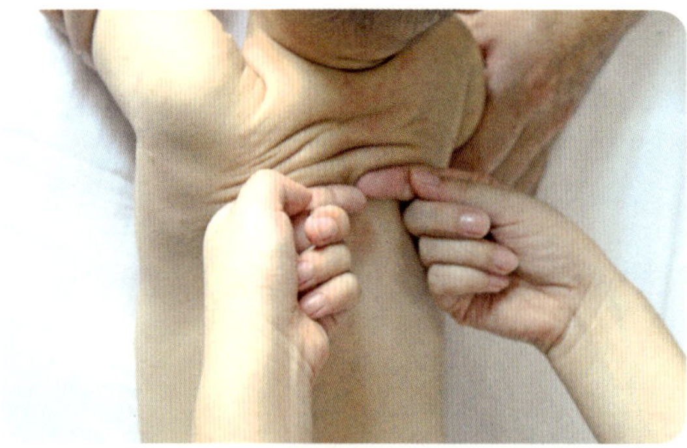

宝宝不接受配方奶粉怎么办

宝宝不接受配方奶粉一般有两种情况。

身体不接受

因为宝宝对配方奶粉不耐受或过敏。如果经过医生诊断，宝宝真的对食用的配方奶粉过敏，妈妈就需要考虑给宝宝食用经过特殊工艺加工的水解蛋白配方奶粉。

形式上不接受

指母乳喂养的宝宝不接受配方奶粉。妈妈的母乳真的不够宝宝吃，就要添加配方奶粉。但妈妈给宝宝喂配方奶粉时，宝宝闻到妈妈身上的母乳味道，就会抗拒配方奶粉，所以如果要给宝宝喂配方奶粉，可以由家里其他人来进行。但是如果宝宝一直不接受配方奶粉，甚至影响了生长发育，而妈妈奶水又少，可以先喂配方奶粉，然后再让宝宝吃母乳。等宝宝接受配方奶粉后再先喂母乳再喂配方奶粉。

育儿专家提醒

有些妈妈会问：宝宝吃母乳也吃配方奶粉，会出现消化不良吗？其实，如果宝宝身体健康，就不会出现消化不良的情况。如果宝宝出现消化不良，就要考虑是否宝宝胃肠道存在健康问题，或者宝宝对牛奶蛋白不耐受，出现了过敏。

专题 宝宝厌奶常见问题

Q：6 个月宝宝突然拒绝吃母乳了，如何是好？

A：宝宝出现这种情况，不排除可能由于生理性厌奶引起的，最好及时给宝宝添加辅食，如米糊、菜泥等，可逐渐改善宝宝厌奶情况。此外，如果给宝宝添加辅食后，宝宝仍然不愿意吃母乳，需及时添加配方奶粉，以免宝宝出现营养不良。但不建议长期用配方奶粉代替母乳，应尽力母乳喂养。

Q：刚开始加辅食的宝宝为什么不喜欢喝奶粉了？

A：宝宝辅食多滋多味，比味道单一的配方奶粉更让宝宝喜欢，所以宝宝会出现厌奶的情况。但妈妈还是应让宝宝继续增加奶粉的摄入，可以少量多次喂奶，以保证奶量。因为对于刚添加辅食的宝宝来说，奶和辅食都是很重要的营养来源，不能因多喂辅食而减少奶的摄入量。

Q：4 个多月的混合喂养宝宝不愿意吃奶粉，只喝水，咋办？

A：如果宝宝没有发热、腹泻、精神不好等症状，只是厌奶，像是进入厌奶期。这时候宝宝暂时吃奶少一些，只要喝水充足，不会出什么问题。宝宝会根据自己的消化能力进食奶量，保证肝脏、肾脏得到充分的休息而恢复功能，一般经过 10 天到 1 个月就会恢复正常进食量。

Q：宝宝每次吃的特别少怎么回事？

A：很多妈妈给宝宝喂养是按绝对喂养量进行的，实际上宝宝每次接受量会有一定差别。每次喂养应连续，等宝宝不吃了再停止，这样容易造成宝宝对进食厌恶，形成厌奶。此外，不要将宝宝的进食量与其他宝宝进行横向比较，每个宝宝的进食量不同。

Q：6 个月宝宝最近开始厌奶，每次都吃不多，怎么办？

A：对于 4~6 个月的宝宝可能出现生理性厌奶，主要是因为辅食的美味抢夺了单一奶的味道，再加上宝宝对周围事物好奇心，转移了吃奶的注意力。生理性厌奶持续时间为 2~4 周，建议在宝宝生理性厌奶期间，妈妈可以选择安静卫生的喂养环境，减少人为的噪声干扰，在喂奶前一段时间，不要做剧烈的运动。

1~6 岁宝宝厌食

找对原因才能对症治疗

宝宝常常将一口食物含在嘴里，久久不肯吞下去，要不然一顿饭要喂 1~2 小时，妈妈因此大伤脑筋。遇到这样的厌食情况，妈妈要先找到原因，才能对症治疗。

饮食习惯不好

吃饭不规律、暴饮暴食、饥饱无度、挑食、偏食、过多吃零食等都会影响宝宝的食欲，导致厌食，妈妈应帮助宝宝养成良好的饮食习惯。

胃肠道疾病

如果宝宝患有慢性腹泻、肠胃功能紊乱等会导致宝宝食欲下降，引起厌食，应及时治愈相关疾病。

全身性疾病

如果宝宝患有肺炎、结核病等会影响消化功能而导致厌食，应及时治疗相关疾病。

药物因素

有些宝宝爱生病，妈妈就会私自给宝宝用些抗生素、中草药或中成药，往往导致宝宝脾胃损伤引起厌食。遇到这样的情况，妈妈应遵医嘱给宝宝用药。

缺锌

有些宝宝有偏食、挑食的习惯，这样往往导致宝宝营养不良，容易出现缺锌的情况，而缺锌导致宝宝厌食，产生恶性循环。

厌食症与假性厌食有区别

顾名思义，假性厌食并不是真正的厌食，而是妈妈过分重视宝宝的食量，又掌握不好宝宝的食量标准，总认为宝宝吃得少。只要妈妈需要了解以下两个问题，假性厌食的问题就迎刃而解了。

1

有些宝宝爱吃零食，到正餐时进食量就会减少，这种饮食状态会影响宝宝身高、体重增长，但不能视为厌食症。

2

每个宝宝的食量都不一样，有的宝宝食物吸收利用率高，有的宝宝食物吸收利用率低，即使吃了同样的营养成分或数量相同的食物，有的宝宝营养能满足自身需要，有的宝宝明显不足。所以，宝宝吃多吃少，不要互相攀比，每个宝宝都有自己的食量，只要宝宝身高、体重正常增长，就不算真正的厌食症。

宝宝饮食应定时定量

妈妈要帮助宝宝养成吃饭定时定量、不吃零食、不偏食的饮食习惯，多给宝宝安排蔬菜食品，注意营养平衡，为宝宝营造舒适的就餐环境。

吃些山楂、白萝卜等消食健脾的食物

妈妈可以给宝宝吃些消食健脾的食物，如山楂、白萝卜等。这样能加强脾胃运化功能，起到缓解宝宝厌食的作用。

及时补锌

对于因缺锌导致的厌食，妈妈可以给宝宝吃些含锌丰富的食物，如牡蛎、猪肝、花生、核桃等。如果宝宝缺锌严重的话，就应根据医生的建议选择药物补锌。

当宝宝不吃饭时妈妈应检查一下宝宝的菜单

在这个年龄段，如果宝宝出现不好好吃饭，厌食的情况，妈妈应该检查一下宝宝的菜单。

如果每餐的饮食过于单一，就是大人也会吃腻。尤其是吃辅食的宝宝，喜欢寻找多样的食物，体会吃饭的乐趣。

所以，妈妈应在宝宝饭菜上多花些心思，比如宝宝今天蔬菜吃得少了，妈妈第二天便可多给宝宝补充些蔬菜。

另外，妈妈也可以以 2~3 天为单位为宝宝合理搭配饭菜营养。

营养丰富的食谱应包含 A、B、C 类食物。

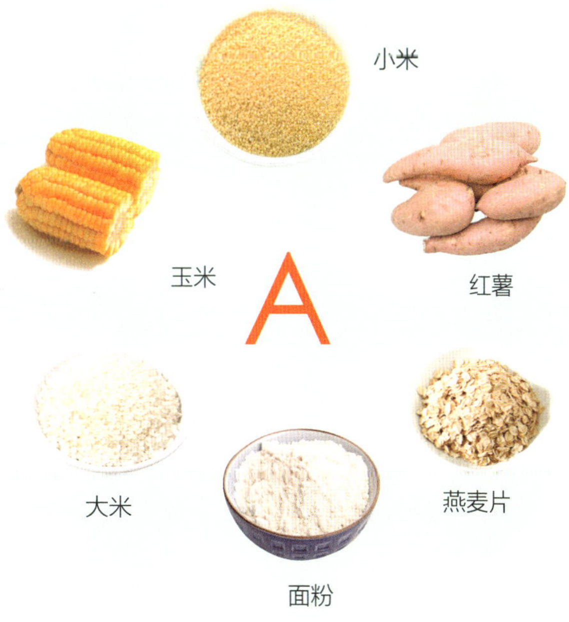

A 类食物主要是富含碳水化合物的食物。

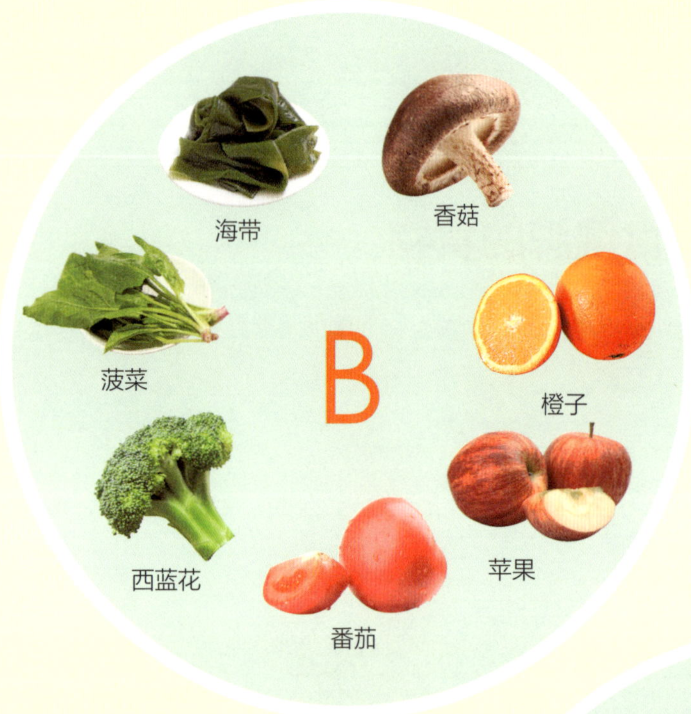

B 类食物主要是富含维生素、矿物质的可用来烹调菜肴的蔬菜和水果。

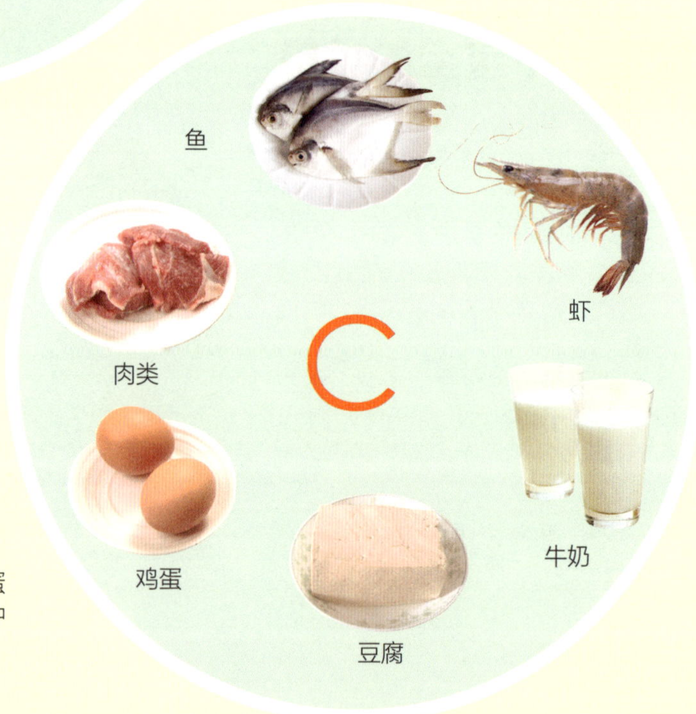

C 类食物主要是富含蛋白质的可用于烹调各种汤的食品。

不要强迫宝宝吃饭

宝宝吃多吃少，是由他的生理和心理状态决定的，不会因大人的主观愿望发生改变。

当宝宝拒绝吃饭时千万不要强迫他吃，否则容易产生厌食。当宝宝感到饿时自然就会吃，要让宝宝觉得吃饭是一件享受的事。

让宝宝独立吃饭

应放手让宝宝自己吃饭，使其尽快掌握这项生活技能，也为幼儿园入园做好准备。

尽管宝宝已经学习过拿勺子，甚至会用勺子了，但宝宝有时还是愿意用手直接抓饭菜，好像这样吃起来更香。

爸爸妈妈要允许宝宝用手抓取食物，并提供一些手抓的食物，如小包子、面包片、黄瓜条、胡萝卜条等，提高宝宝吃饭的兴趣，让宝宝主动吃饭。

育儿专家提醒

1. 准备手抓食物要注意，食物一定要软，但不能软到孩子用手一碰就烂了。
2. 食物的大小和宝宝的拇指盖差不多大小。
3. 食物的样式以宝宝喜爱为好，可以切成丁状，可以切成片状，也可以切成条状，以宝宝方便手拿为准。
4. 把孩子的手洗干净即可，不影响卫生。

更换食物花样提高宝宝进食兴趣

妈妈应该经常更换食物的花样，如同一种蔬菜可以不断变化，切成块、丁、片、丝或者使用可爱的食物模型改变性状，唤起宝宝的好奇心，提升食欲，让宝宝感觉吃饭也是件有趣的事。

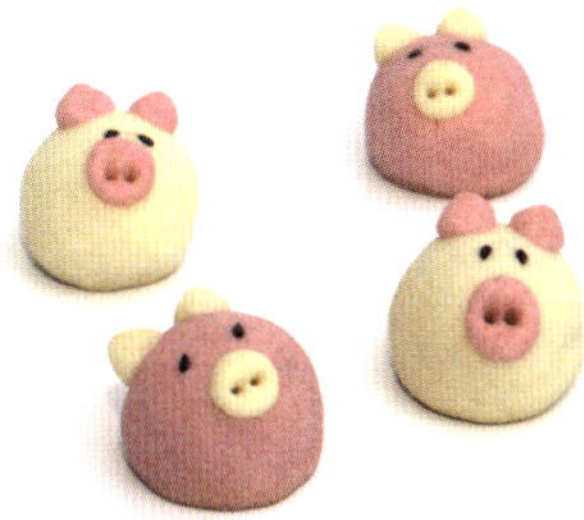

食物做成的可爱动物造型能吸引宝宝的进食兴趣。

育儿专家提醒

有的妈妈花费心思做了很多辅食，但宝宝就是不肯吃，十分着急，先是又哄又骗，哄骗不行，就又吼又骂，甚至大打出手，强迫宝宝进食。殊不知，这样会影响宝宝的进食兴趣，甚至影响健康发育。妈妈可以通过改变烹调方法、食物性状来引起宝宝的兴趣。

创造良好的进食环境

宝宝进食时，妈妈不要逗引宝宝做其他的事情，不要一边玩耍一边吃饭，不要一边看电视一边吃饭，更不要让宝宝在妈妈争吵中进食。

呵护宝宝的心理健康

当宝宝出现厌食情况时，妈妈不要凶宝宝，应该对宝宝进行耐心的引导，让宝宝对食物产生好奇心和兴趣，并帮宝宝改正不良的饮食习惯。

给宝宝捏捏脊，辅助治疗小儿厌食

让宝宝仰卧在床上，妈妈用双手的拇指、食指和中指合作，将宝宝脊柱两旁的肌肉和皮肤捏起，自尾椎两旁双手交替向上推动，直到大椎穴两旁，算作捏脊一次。重复捏脊 3~5 次，到最后一次时，用手指将肌肉提起，放下后再用双手拇指在宝宝脊柱两旁做一下按摩。

这种捏脊方法有调理脾胃、调和阴阳，疏通经络的功效，对辅助治疗小儿厌食有效。

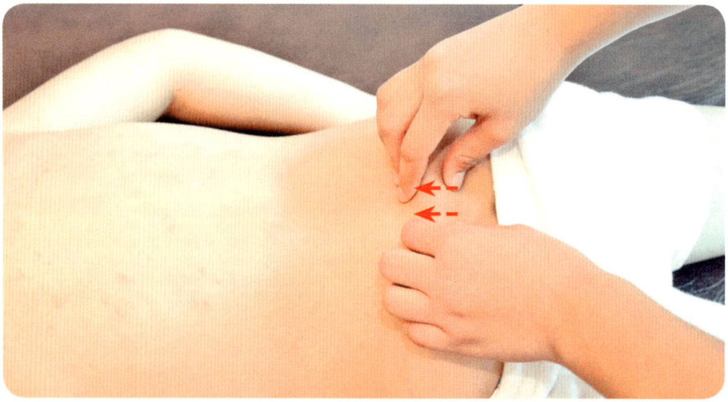

帮助宝宝做腹部按摩，促进肠胃蠕动

让宝宝仰卧在床上，妈妈一边给宝宝讲故事或唱儿歌，让宝宝充分放松，一边用右手四指并拢，在宝宝的腹部按顺时针方向轻轻按摩。每次做 15~20 分钟，每天睡前 1 次，有利于促进肠胃蠕动，缓解厌食情况。

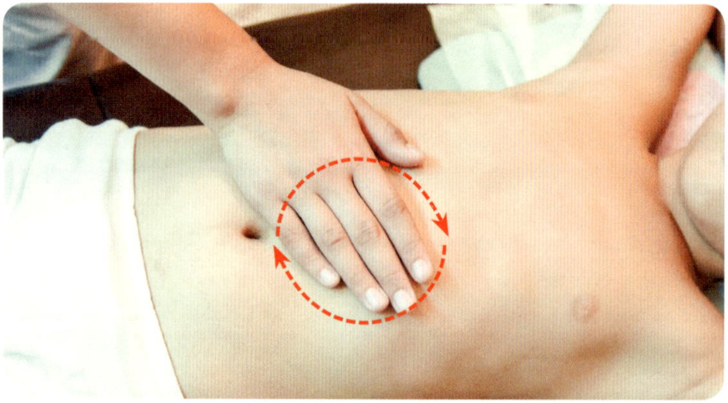

缓解厌食食谱推荐

陈皮粥 顺气健脾

材料 陈皮 10 克，大米 30 克。

做法

1. 陈皮洗净，放入锅中，加适量水，煎取药液，去渣取汁；大米洗净，用水浸泡 30 分钟。
2. 锅置火上，加适量水和陈皮汁烧开，放入大米熬粥即可。

对宝宝的好处

陈皮所含的挥发油有利于胃肠积气排出，能促进胃液分泌，有助于消化，适合厌食宝宝食用。

适合年龄 1 岁以上

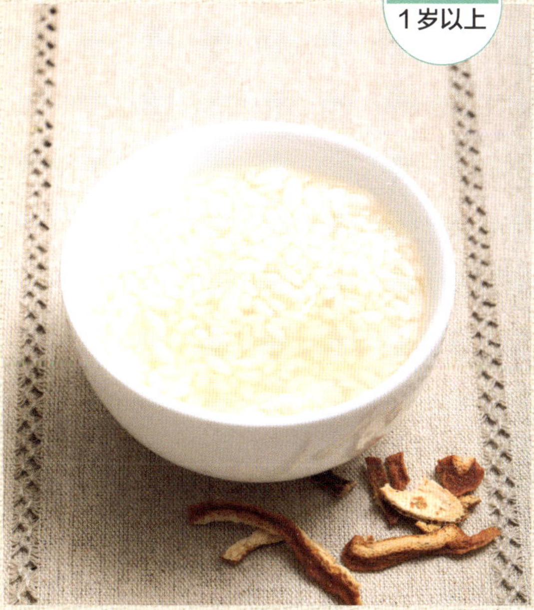

山楂麦芽饮 增强食欲、养胃润肺

材料 山楂、炒麦芽各 10 克。

调料 红糖 1 克。

做法

1. 山楂洗净；炒麦芽洗净。
2. 锅中放入山楂、炒麦芽和适量清水熬煮 30 分钟，去渣取汁，加入红糖调味即可。

对宝宝的好处

山楂所含的解脂酶有促进胃液分泌的功能，能促进脂类食物的消化，缓解宝宝厌食。

适合年龄 2 岁以上

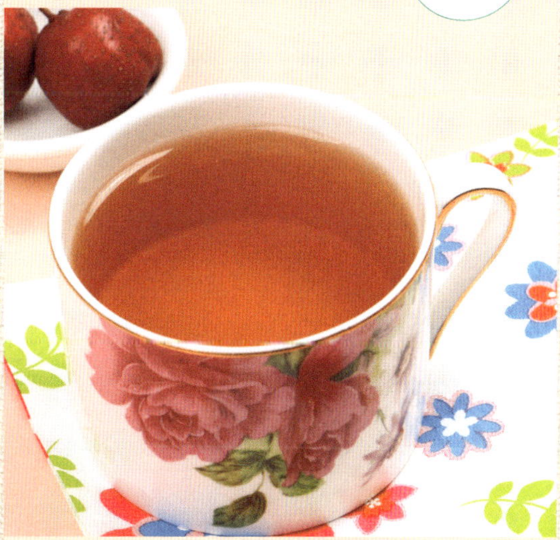

专题 宝宝厌食常见问题

Q：宝宝食欲不好就是厌食吗？

A：不一定，医学上对宝宝厌食的判断有标准。

1. 厌食时间多是 6 个月以上宝宝（包括 6 个月宝宝）。
2. 蛋白质、热量的摄入量不足供给标准的 70%~75%；矿物质、维生素的摄入量不足供给标准的 5%；3 岁以下宝宝每天谷类食物摄入量不足 50 克。
3. 身高、体重均低于同龄宝宝平均水平。
4. 味觉敏锐度低。
5. 一般的厌食时间会持续 2 周以上。

由此可见，很多宝宝的饮食问题并不能认为是厌食，更不能说患了厌食症。

Q：宝宝的食量应随着年龄增长而增加吗？

A：不一定。宝宝的饭量与宝宝的年龄、性别、季节、每天活动量情况、吃饭习惯等有密切关系。如果宝宝今天吃得多一点，明天就会吃得少一点，这也是正常的。导致宝宝短时间内食欲下降的原因有以下几种。

1. 宝宝患感冒等疾病时，进食量会有所减少。
2. 胃部着凉或吃了过多冷食，会不爱吃饭。
3. 因摄入过多食物或高热量食物导致积食。
4. 宝宝运动过后出现暂时性食欲下降，甚至根本不想吃东西。

Q：如果宝宝不愿意吃饭，能强迫宝宝进食吗？

A：不可以。因为强迫宝宝进食可能助长宝宝逆反心理，最终导致宝宝厌食。其实，妈妈可以采取一些鼓励的方法，如当宝宝吃得比较好时表扬他几句，让他心情大好。心情好也能增强宝宝的食欲。

Q：我家宝宝 2 岁半了，这段时间偶尔不爱吃饭，正常吗？

A：这也属于正常现象。其实宝宝每天的食量也不是一成不变的，今天吃得多了，明天就可能吃得少了。如果妈妈把宝宝偶尔不爱吃饭当作厌食，并强迫宝宝进食，反而会引起宝宝反感。妈妈要遵从宝宝的进食量，不要强迫宝宝进食或让宝宝吃得过多。

第6章

积食

危害大，远远超出你的想象

积食，是中医的病症，西医认为是消化不良引起的病症，主要表现有腹胀腹痛、排便困难、口臭、食欲差、睡眠不好、恶心、呕吐、发热等。

消化不良的另一种说法是“积食”

消化不良，又叫“积食”。对宝宝来说，就是对某些特定的食物摄入过量了，超出了肠胃的消化能力。

对于自己喜欢吃的食物，宝宝往往没有自制力，会使劲吃，本来妈妈应该担起阻拦的责任，但不少妈妈觉得应该让宝宝吃个够，殊不知，这不是爱，而是害了宝宝。

其实，宝宝每天吃的食物是多样的。适量地吃，没有问题，但同一种食物吃得非常多，超出了肠胃消化能力，就会导致宝宝积食。

育儿专家提醒

很多妈妈会问：怎么观察宝宝的舌苔？其实，在动态过程中观察舌苔最好。如妈妈可以经常看看宝宝的舌苔，对宝宝平时状态有一个了解。如果最近几天发现宝宝舌苔突然比平时厚了，这种变化就很有判断意义。

警惕！这些症状说明宝宝积食了

判断角度	详细介绍
口气有异味	宝宝口气最近变化较大，可能是积食了。情况严重的宝宝还有呕吐的情况，吐出来的都是酸臭的未消化物，也要考虑是否积食
大便次数增多、有臭鸡蛋味	如果宝宝大便次数增多，且每次黏腻不爽，甚至腹泻，大便有腐败的臭鸡蛋味道，这种情况应考虑积食
舌苔变厚	宝宝的舌苔中间变厚，有的是整个舌苔变得厚腻，有的是舌体中间出现一个硬币大的一块厚舌苔，要考虑是否积食了
嘴唇突然变得很红	宝宝的嘴唇突然变得很红，像涂了口红，这时应怀疑是积食化热了。这种唇色的变化是一个动态过程，只有妈妈细心才能观察到
脸容易出现发红的情况	往往宝宝右侧的颧骨部容易出现发红情况，有的妈妈觉得是宝宝自己挠的，其实往往是积食导致的
食欲紊乱	开始时宝宝吃不下食物，胃口不佳，但经过一段时间，胃中有热，宝宝就会觉得肚子饿，但吃完又胀肚，很快又排泄出去了，也可能是出现积食了
晚上睡觉不踏实	宝宝晚上睡觉翻来滚去，身体乱动，比较小的宝宝，在睡觉时还会哭闹，这就是中医说的“胃不和则卧不安”，很可能是积食引起的
感冒后容易咽喉肿痛	肉吃多了会导致宝宝积食，只要感冒，就会引起咽喉部感染、各种扁桃体肿痛
饭后肚子胀痛、腹泻	如果宝宝吃完饭后，会肚子胀满、不消化，然后就是肚子痛。腹泻后肚子痛有所缓解，然后过一会儿再痛、再泻，如此反复，宝宝可能积食了

积食的危害有哪些

很多妈妈光想着让宝宝多吃，殊不知，宝宝吃得过多或营养过高，就会超过脾胃消化吸收功能的最大限度，出现积食。而积食的危害是巨大的。

积食与咳嗽

积食会导致咳嗽，因为五脏之间是相互联系的。“脾为生痰之源，肺为贮痰之器”，如果宝宝积食过久，会导致脾胃虚弱，容易生痰。如果宝宝咳嗽不止，妈妈可以给他用一些消食和胃为主、肺胃同治的药，如小儿健脾丸、小儿健胃糖浆等，可能有效果，不过建议妈妈遵医嘱。

积食与发热

积食导致发热，宝宝吃的食物停滞在体内，积滞时间长了就会化热，热蒸于内，宝宝体温就上去了，出现面黄、腹胀、吐奶、大便酸臭异常等症状。

积食与肺炎

积食导致肺炎，积食会伤脾，脾虚会生痰，痰贮于肺，痰阻肺道，郁久化热、伤肺，所以，肺炎的宝宝，把脾胃功能调理好了很重要。

积食与反复呼吸道感染

积食会导致脾胃功能失调，进而影响到肺。所以，积食的宝宝体表一受寒，就容易反复呼吸道感染。

积食与咽炎

积食容易化火，宝宝容易因此得咽炎。中医上给宝宝治咽炎，除了用解毒利咽的药外，还会用一些清积清热的药，这样咽炎容易好。

哪种情况下，宝宝积食要看医生

如有下列任何一种情况，父母应立即带宝宝到医院就诊。

1. 积食引起呕吐、腹泻、便秘时。
2. 积食伴有腹胀、腹痛。
3. 积食引起手足发烧、烦躁不安、夜间哭闹等症状，且发热超过 38.5℃。

0~6 个月宝宝积食

新生儿积食的症状有哪些

1. 含着奶水不吞咽，吃一次奶要很长时间。

2. 容易腹胀、腹泻、大便干结等。

3. 经常感冒、咳嗽，甚至发生肺炎。

4. 烦躁易哭，睡觉不安稳，常常盗汗。

5. 鼻梁两侧发青、舌苔又厚又白，还能闻到呼出的口气中有酸腐味。生长不良，面黄瘦弱，小便短黄或清长，大便酸臭或溏薄。

此外，宝宝积食会引起恶心、呕吐、食欲不振、厌食、腹胀、腹痛、口臭、手足发烧、皮色发黄、精神萎靡等症状。

哺乳妈妈饮食要清淡，避免高蛋白饮食

对于哺乳妈妈来说，饮食宜清淡，可以喝些丝瓜汤、鲫鱼汤等有利于乳汁分泌的食物。不宜过多饮用高蛋白食物，如猪蹄汤、母鸡汤等，否则这些高蛋白会进入奶水中，宝宝吃了这样的母乳就不容易消化，可能出现“积奶”的情况。

坚持母乳喂养可预防积食

母乳是宝宝最理想的食物，含有较多的脂肪酸和乳糖，钙、磷比例适宜，容易被宝宝消化和吸收，能预防宝宝积食。

人工喂养宝宝，喂养过度、饮食不当易积食

正常情况下，妈妈应根据奶粉外包装上的说明冲调奶粉。有些妈妈在给宝宝冲调奶粉时，总是有意无意地多加点奶粉，认为这样宝宝营养摄入更多，还顶饿，晚上睡得更好。

殊不知，奶粉冲太浓往往会导致宝宝积食。

此外，喂奶后 1 小时左右，应给宝宝喂 10 毫升左右温水。这能预防宝宝积食。

适当运动能缓解积食

宝宝进食 30 分钟后，可以适当运动一下，以促进胃肠的消化和蠕动，对缓解宝宝积食有益。

小点的宝宝可以由妈妈卡住腋下在腿上蹦蹦、跳跳，大点的宝宝可以自行做一些喜爱的活动等。

6 个月 ~6 岁宝宝积食

坚持母乳喂养能预防积食

母乳是宝宝最理想的食物，不仅能提供丰富的营养，还容易被宝宝消化吸收，而且含有多种抗体。

所以，坚持母乳喂养是最科学的喂养方式，也是避免宝宝产生积食的方法之一。

预防积食，添加辅食应适当

宝宝要多吃蔬菜、水果，适当增加米类、面食。控制肉类、牛奶等高脂肪高蛋白饮食的摄入量，这些食物难以消化，会增加肠胃负担，引起宝宝积食。

所以，应根据宝宝的月龄添加辅食。

月龄	适合吃的食物
7~8 个月	蔬菜泥、水果泥、麦片粥等
9~10 个月	青菜洋葱粥、苹果金团、三角面片等
11~12 个月	豆腐菠菜软饭、南瓜菠菜面、魔芋香果等
1~1.5 岁	水果土豆拌饭、五彩鸡米、黄金瓜等
1.5~6 岁	鸡蛋菠菜卷、猪肉韭菜水饺等

注：对于 3 岁以上的宝宝，基本可以和大人吃相似的食物，但要注意饮食均衡，多吃新鲜的蔬菜、水果等，也要合理摄入膳食纤维，均衡饮食。

过早或过晚添加辅食都不好

有的老年人认为宝宝两到三个月就可以添加辅食，给宝宝喝米汤、菜汁，认为这样长得更快。

添加辅食，是帮助婴儿进行食物品种转移的过程，使以乳类为主食的乳儿，逐渐过渡到以谷类为主食的幼儿。因此，添加辅食不能操之过急，要循序渐进，按照月龄大小和实际需要来添加。

婴儿一般在满 6 个月之后开始添加辅食，加辅食的过程要遵循由稀到稠、由单一到多样、由少到多、由细到粗的原则。如果辅食添加过早过快，宝宝还没有接受一种食物，又开始添加新的东西，这样会引起宝宝胃肠的不适应，导致食物消化不了，形成积滞。

有些妈妈感觉自己母乳充足，就想多喂一段时间，推迟添加辅食的时间。

有些妈妈觉得添加辅食太麻烦，尤其刚开始添加辅食弄得一塌糊涂，干脆把米粉、奶糊等装进奶瓶让宝宝喝，或者干脆推迟添加辅食。

其实上面的做法都是不对的，因为过晚添加辅食会导致宝宝摄取不到足够的营养素，尤其可能使宝宝因缺铁导致贫血，进而导致宝宝发育减缓。

积食原因不同，应对策略不同

宝宝吃猪肉过多积食喝些山楂水

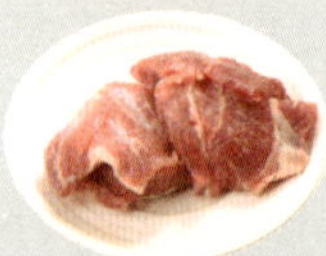

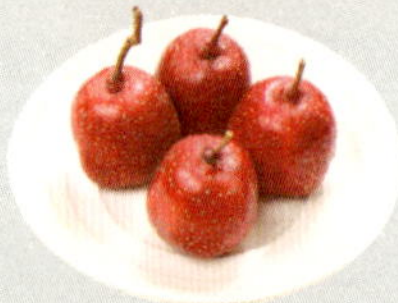

山楂性微温，味酸、甘，能开胃消食、化滞消积的功效，有利于缓解宝宝积食。

宝宝吃鱼过多积食可以吃些水芹菜

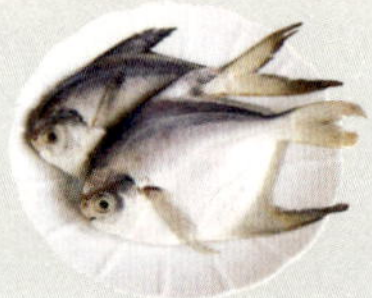

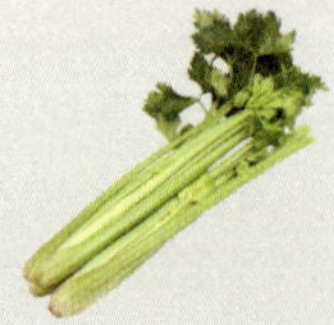

水芹菜性寒，味甜，凉拌有助于增强脾胃功能。

宝宝吃牛肉过多积食喝梨汁或直接生吃梨

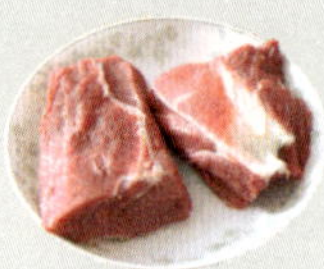

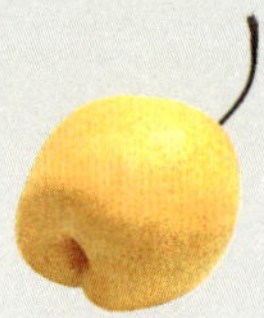

梨性凉，味甘、胃酸，对脾胃解热有作用，有利于缓解宝宝积食。

宝宝吃面食过多积食可以喝些麦芽水

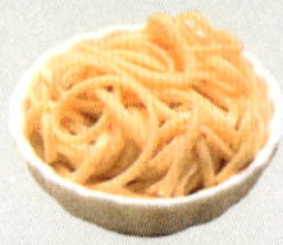

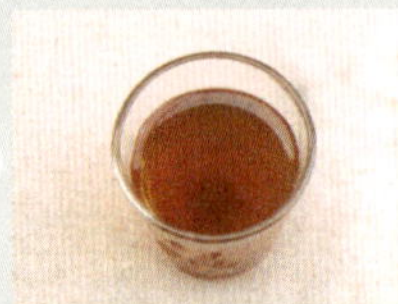

麦芽含有丰富的碳水化合物、维生素和助消化的淀粉酶，能够代替消化剂。

宝宝吃鸡蛋过多积食可以适量吃大蒜

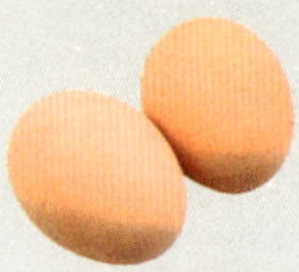

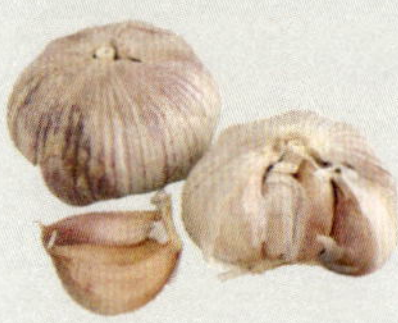

大蒜性温，味辛，对脾脏和胃有作用，能促进体内的气运循环，增强脾胃功能。

积食后应吃哪些食物

宝宝积食后，应吃些容易消化吸收且营养丰富的食物，如粥、面片等。还要多吃些促进消化的食物，如山楂鸡内金粥、陈皮粥等。

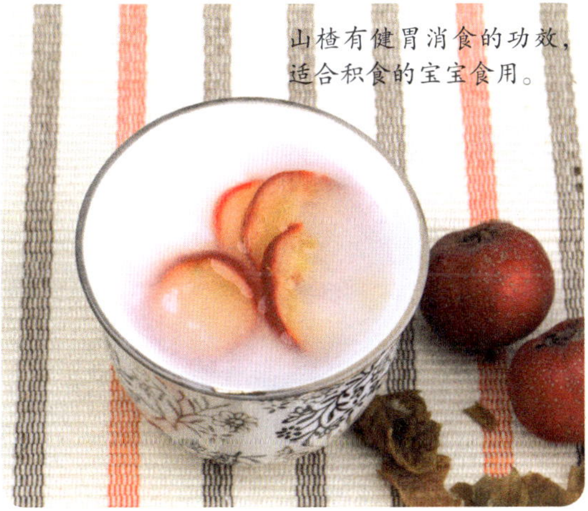

山楂有健胃消食的功效，适合积食的宝宝食用。

循序渐进添加辅食

给宝宝添加辅食要注意循序渐进。坚持以下原则。

从少到多 + 从软到硬 + 从细到粗

当宝宝6个月时，开始添加辅食。这时，除了母乳或配方奶粉外，还要给宝宝加一些米汤、米糊、菜汁等。

随着宝宝月龄的增加，胃里也有了淀粉酶，就可以适当地增加一些含钙、维生素等较多辅食，如肝泥、水果泥、绿叶菜等。

吃得太多会导致积食咳嗽

这个年龄段的宝宝自我控制力很差，看到自己喜欢的食物就会吃得太多，再加上不怎么运动，停留在胃内的食物不易消化，会造成胃部“积食”。胃里的胃酸、未消化食物等会返流到喉部，长期刺激下喉咙就会有不适，进而出现咳嗽的情况。

为此，妈妈要控制好宝宝的食量，避免宝宝引起积食咳嗽。

避免宝宝饿了很久才吃辅食。

可以引导宝宝吃饭细嚼慢咽。

可以给宝宝准备一些有嚼头的辅食，如芹菜、红薯干等。

饭前可以让宝宝喝些清淡的汤。

治疗积食的小偏方

瓜蒌子汤

薏米15克，桃仁（去皮尖）10克。将薏米、桃仁加2杯水，用小火煎至剩下八分即可。早上空腹服用。可以加适量白糖调味（1岁以内宝宝不能吃糖），帮助宝宝服用。此方法对胀满不食、肠胃停滞、腹痛等有很好的疗效。

晚上辅食最好清淡些，以免增加肠胃负担

宝宝晚上吃得太晚、太腻、太饱，对肠胃都不利。因为晚上宝宝运动少，肠胃蠕动减慢，吃多了会增加肠胃负担，不利于消化吸收。

所以，宝宝晚餐最好吃些清淡的食物，如粥、汤、素菜等。进餐时间最好在 18 点左右，且吃七八成饱即可。

此外，如果吃肉的话最好选择脂肪含量低的鸡、鱼等。甜点、油炸食品尽量不要吃，蛋白质、脂肪类要少吃。

多让宝宝到户外运动

很多宝宝都是爷爷奶奶带着，下楼不是很方便，这样宝宝的户外活动就少，吃得多不运动，长此以往，很容易积食。

所以，爷爷奶奶也要经常到宝宝到户外活动，不要一吃饱就坐着或睡着。

对于小宝宝来说，可以多让宝宝趴着，鼓励宝宝多爬，能自己玩耍的，可以多跑跑、跳跳等，以促进宝宝肠胃蠕动，加速消食。

避免给宝宝滥用补药

宝宝生病后，要按照医嘱用药，尤其要慎用抗生素和激素类药物，不要自作主张，随便给宝宝吃药，药物当用则用，当停则停。

此外，不要动不动就给宝宝吃补药或强化食品。对宝宝来说，一日三餐是最重要的营养来源。如果宝宝缺乏某种营养素，应在医生的指导下补充，且尽量食补。

捏捏脊，健脾益胃，缓解积食

宝宝俯卧床上，妈妈用拇指、食指和中指合作，从尾椎骨一直捏到脖子。捏起肌肉和皮肤，放开；再捏起肌肉和皮肤，再放开，不断重复。

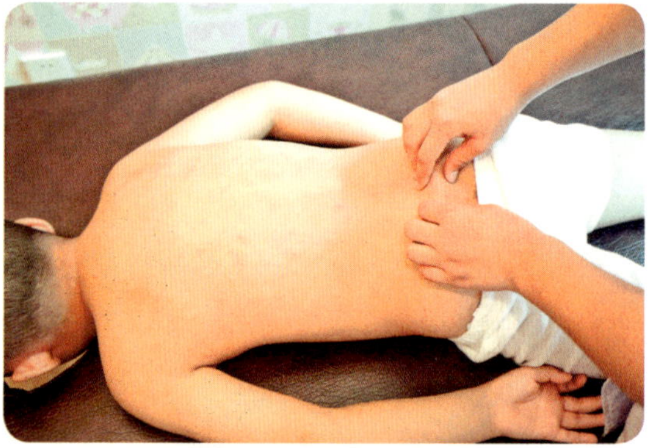

推天河水辅助治疗积食

天河水是前臂正中，腕横纹至肘横纹成一直线，妈妈可以用食指和中指指面自孩子腕部向肘部直推天河水 100~300 次，对宝宝积食有辅助治疗效果。

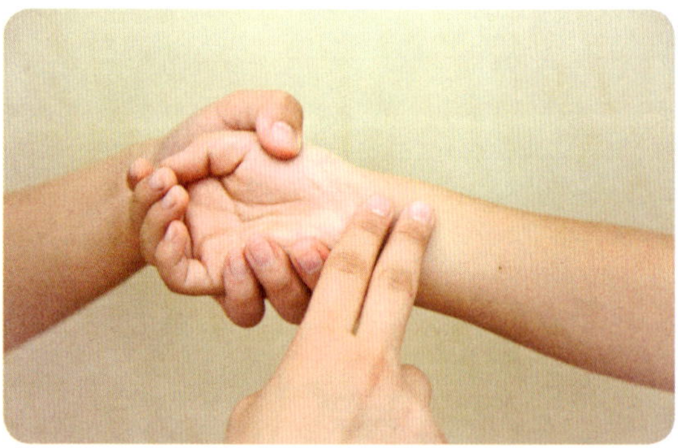

缓解积食食谱推荐

山药粥 辅助治疗积食

材料 淮山药50克，大米40克，薏米20克。

调料 白糖1克。

做法

1. 淮山药去皮，洗净，切片；大米洗净，用水浸泡30分钟；薏米洗净，用水浸泡3小时。
2. 将大米、薏米放入小锅中，加适量水，以中火煮20分钟，放淮山药片，续煮5分钟，放白糖搅匀即可。

对宝宝的好处

山药能调理脾胃、滋阴养液，煮成粥能辅助治疗宝宝积食。

适合年龄 1岁以上

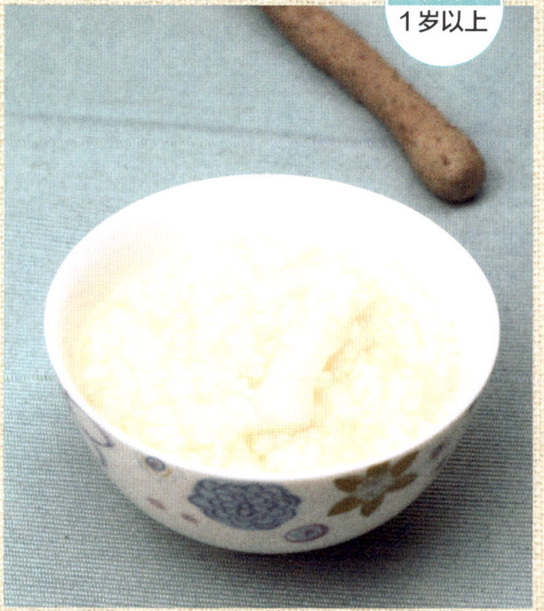

山楂鸡内金粥 健胃消滞

材料 生山楂1个，鸡内金2克，大米50克。

调料 白糖1克。

做法

1. 山楂洗净，去核，切片，鸡内金研为粉末；大米洗净，用水浸泡30分钟。
2. 将山楂片、鸡内金粉与大米一起放入锅中，加适量水熬煮成粥，加白糖调味即可。

对宝宝的好处

山楂、鸡内金都有健胃消食的功效，适合积食的宝宝食用。

适合年龄 2岁以上

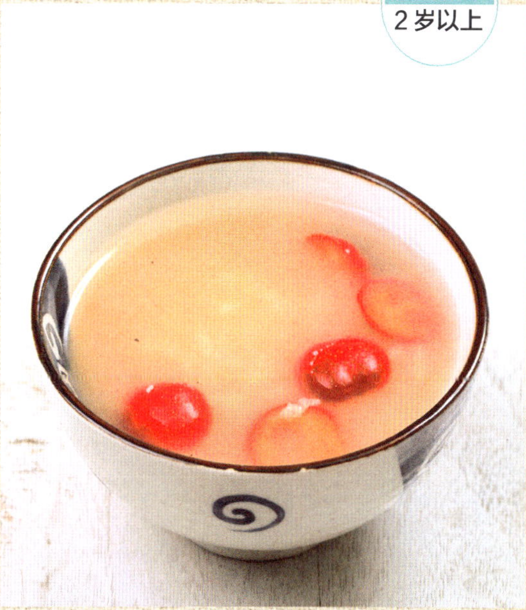

专题

宝宝积食常见问题

Q：宝宝积食了，饿他一两顿，可以吗?

A：宝宝偶尔饿一两顿是没有问题的，因为宝宝吃多了会增加肠胃负担，不利于消化。中医认为“若要小儿安，须得三分饥与寒”，稍微饿一点，对宝宝的消化道、胃液分泌都有好处。

Q：“土方子”消积食是否可以?

A：可以，但要在医生指导下用。比如常见消积食的“土方子”由炒麦芽、炒山楂、炒神曲组成，它们分别对淀粉类食物、肉类食物、主食类食物有不错的消化作用，但用量、服用方法要咨询医生。

Q：有什么小方法可以促进孩子消化，让孩子不积食呢?

A：将湿毛巾放到微波炉里加热，然后趁热将湿毛巾用塑料袋装起，放在孩子腹部，让孩子躺下休息。需要注意，湿毛巾的热度以不烫伤孩子皮肤为宜。

Q：宝宝积食呕吐，应怎么办？

A：宝宝积食会导致呕吐。因为宝宝积食大多是由于过度喂养使脾胃过于疲劳所致。宝宝脾胃先天不足，生长发育迅速，需要营养物质较多，而脾胃功能相对较弱，生长发育的需要常常超过脾胃运化能力，形成积食无法消下去，容易引起呕吐。

养成按时适量进食的习惯。当宝宝哭闹时，应先确认哭闹的原因，千万不要一哭就喂。当宝宝因过度喂养导致胃肠不适时，应吃些健胃消食的食物。

Q：怎么避免宝宝冬季积食?

A：到了冬季，很多妈妈为了让宝宝获得更多的热量就变着法地给宝宝做辅食。只要宝宝吃，就使劲喂给宝宝。这往往会导致宝宝积食。

所以，这时妈妈要学会控制，不要让宝宝吃太多、太杂，尤其不能让宝宝冷热食物混合着吃或吃太多油腻的食物，以免食物停滞在肠胃内，损伤脾胃，造成宝宝积食。

第7章

腹胀

肚子鼓鼓的，不可忽视

小儿腹胀即腹部胀满，可由于腹腔内积气、积液、腹内巨大肿物或肝脾肿大引起，尤其以气胀最为常见。当宝宝腹胀时，轻轻敲打其肚子，会发出“咚咚”的声响。

了解腹胀是怎么回事

生理性腹胀怎么出现的

宝宝腹部鼓鼓的，双脚上扬，尖声哭喊

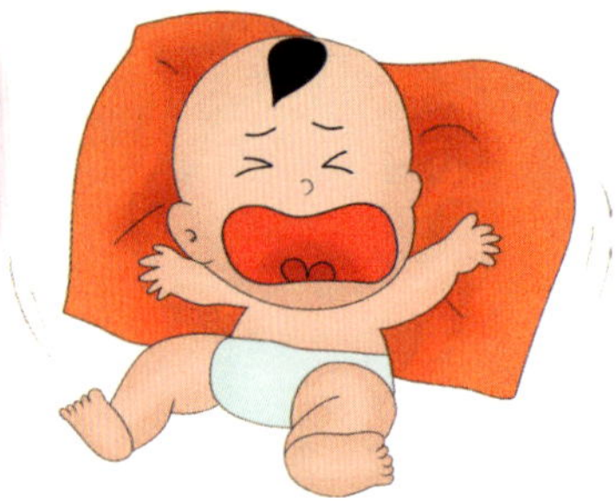

如果出现上面的情况，则属于生理性腹胀，不必过于担心，可能和以下原因相关。宝宝腹壁肌肉尚未发育成熟，但幼小的腹部却要容纳和成人同样多的五脏六腑，在腹肌没有足够力量承担的情况下，腹部会因此显得鼓鼓的。新生儿以腹式呼吸为主，正常情况下，腹部也会稍微隆起，宝宝身体前后呈圆形，不像大人那样呈扁平状，所以也会微微隆起。

喂养不当会导致宝宝腹胀

- 宝宝饿得太久才喂奶，导致宝宝进食、吸吮太急促而使其吸入了空气。
- 奶嘴孔太大，导致空气通过奶嘴的缝隙进入宝宝体内。
- 宝宝过度哭闹吸入大量空气。
- 吸入的奶水在消化道内通过肠内菌和其他消化酶作用而发酵，产生大量气体。

宝宝消化不良或便秘会引起腹胀

当宝宝出现消化不良或便秘时会使肠道粪便堆积，导致有害菌增多，产生气体。

牛奶蛋白过敏、乳糖不耐受、肠炎等引起消化、吸收不良也会产生大量气体。

都可能引起宝宝腹胀

宝宝肠道阻塞以腹胀为主

宝宝如果是肠阻塞严重的，多在出生后不久就会因症状明显而被发现。但如果只是不完全的阻塞，可能拖很久也难发现。如先天性巨肠症，就是因为胚胎发育期肠道神经节由上往下发育不完全而停止，造成大肠末端无法放松，使得上方正常的大肠胀得很大，症状除了有明显腹胀外，还有胎便延迟排出、便秘的现象。

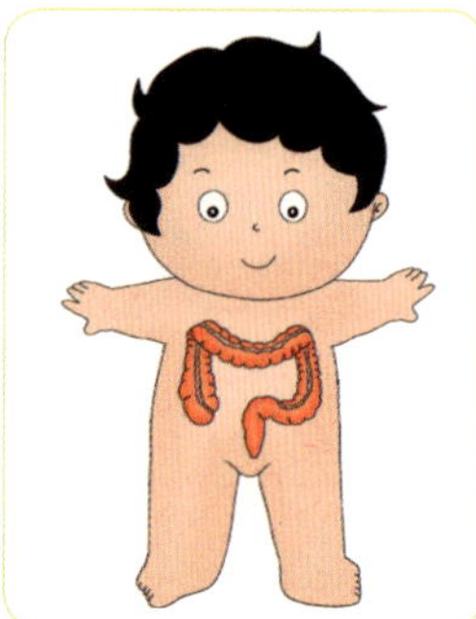

正常肠道

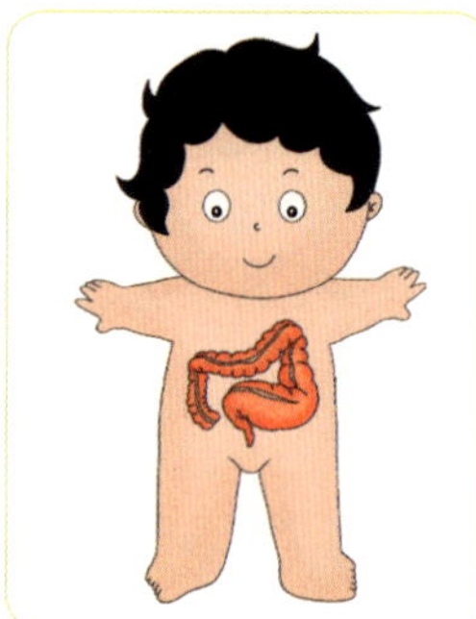

先天性巨肠症

宝宝腹胀有哪些危害

如果宝宝只是轻微的腹胀，不必过于紧张，喂奶时多注意，在一定程度上能缓解症状。可是，如果宝宝腹胀很严重，就需要就医，否则会危害健康，甚至有生命危险。

腹胀危害

吸收毒素

腹胀严重会导致肠腔内滞留物在细菌的作用下发酵腐败，产生气体，容易被肠道吸收，加重腹胀。

影响呼吸

腹部胀气会导致宝宝横膈升高，胸腔变小，阻碍呼吸，可能引起呼吸困难。

水电解质失衡

严重的腹胀会导致肠腔内滞留物增多，进而压迫肠壁，不但影响肠内物质的吸收，还会让肠壁血浆渗入肠腔，导致水电解质失衡。

影响血液循环

腹部胀气会让横膈上提，导致胸腔压力增大，严重影响心脏的舒张和收缩功能。肠腔胀气会导致肠内压升高，影响肠壁的血液循环。腹腔内压力升高，会严重影响下腔静脉回流，进而影响心脏的射血。

哪种情况下，宝宝腹胀要就医

宝宝一旦出现以下情况，爸爸妈妈要立即带他去医院。

1. 腹胀伴有频繁呕吐、精神状态差、不吃奶、腹壁较硬、发亮、发红，有的可见小血管显露、可摸到肿块。

2. 腹胀伴有黄疸、排白色大便或血便或柏油样大便、发热。

3. 腹胀严重而顽固。

0~7 个月宝宝腹胀

如何判断新生儿腹胀

新生儿是否腹胀，不能自己表达，妈妈可以通过以下的方法判断新生儿是否腹胀。

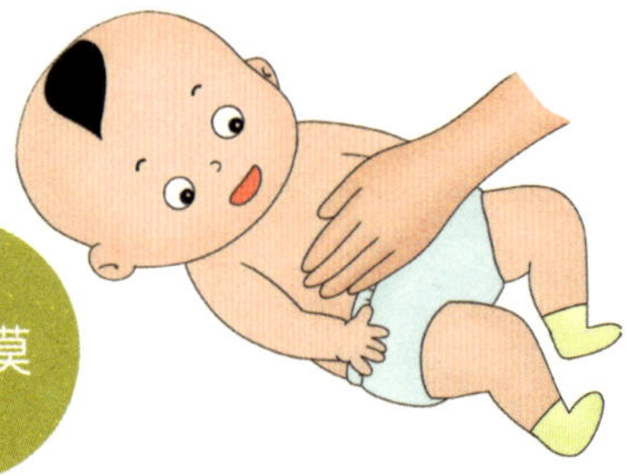

用手摸

让宝宝躺下，妈妈用手轻按小肚子感到软软的，说明没有腹胀；假如肚子摸上去感到有些硬，可能是腹胀。

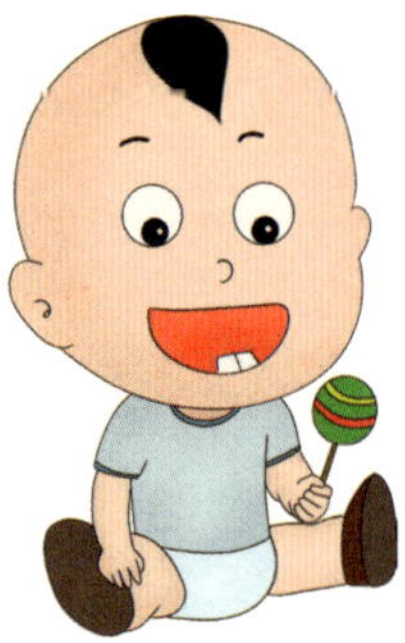

看表现

如果宝宝腹胀，但吃奶、睡觉、精神一切都好，说明不需要特殊处理；如果宝宝不肯吃奶、哭闹，有吐奶现象，则表示腹胀情况较严重，应就医。

新生儿腹胀分哪几类

新生儿腹胀一般分为生理性腹胀和病理性腹胀两种。

生理性腹胀

可能与新生儿腹式呼吸为主、消化道产气较多、肠管平滑肌和腹部横纹肌肌张力低下有关。正常新生儿在进食后有轻度腹胀，但无其他症状，不会影响新生儿的发育。哭闹或哺乳时吞下的气体或肠道菌群发酵产生的气体也是腹胀的一个原因。

早产儿腹胀常与胃肠消化功能、黏膜屏障功能、胃肠道动力发育不成熟有关，喂养时略有不当就会出现呕吐和腹胀的情况。

病理性腹胀

新生儿腹胀的病理性原因以感染性疾病居多，主要原因有四种。① 致病菌导致肠道内菌群紊乱，肠道黏膜屏障被破坏，肠道内致病菌发生易位。② 重症感染引起的全身炎症反应综合征造成肠道微循环紊乱。③ 细菌产生的毒素抑制了神经系统，导致中毒性肠麻痹。④ 腹胀使肠管壁受压，导致肠胃血液循环和消化功能障碍，加重腹胀。

母乳妈妈应远离易产气食物

当宝宝吃完母乳后常有腹胀的情况，妈妈就要小心自己的饮食了，尽量少吃易产气的食物，如豆类、玉米、红薯、菜花、洋葱等。

妈妈要限制糖分的摄入

如果母乳中糖分过多，就会传递给宝宝，糖分在宝宝肚子里会过度发酵，就会出现大便稀、次数多、泡沫多、酸味重等现象，也会引起腹胀。

所以，妈妈应注意限制自己摄糖量，适量减少碳水化合物的摄入，可以替换吃些有饱腹感的蔬菜，如南瓜、山药等。

人工喂养宝宝可更换不含乳糖、豆质或低敏性的配方奶粉

如果宝宝吃了配方奶粉后就出现腹胀情况，不妨换个牌子。但选择配方奶粉时，要注意包装袋上的营养配方，尽量选择那种不含乳糖、不含低致敏性的配方奶粉，有利于减少宝宝腹胀。

育儿专家提醒

如果妈妈不能正确选择适合宝宝的奶粉，可以咨询营养师。

冲奶不对会导致宝宝腹胀

对于有宝宝的妈妈来说，给宝宝冲奶，应是“小菜一碟”。殊不知，80% 的妈妈冲奶方式不正确，并因此导致宝宝腹胀。

有的妈妈知道先放水后放奶、冲奶水是40℃左右等基本冲奶知识。但仍有很多典型的错误冲奶方式被妈妈重复，也不断地给宝宝造成伤害。

以下几种错误的冲奶方式，您有没有中招呢？

错误一 摇晃奶瓶

有些妈妈为了让奶粉溶解得更快更彻底，拿起奶瓶就使劲摇晃，这是非常错误的冲奶方式。因为奶粉在上下左右剧烈摇晃的过程中，会产生大量的气泡，而宝宝喝带有大量气泡的奶液时，同时会吞下泡泡中的空气，往往导致宝宝喝完奶后出现吐奶和腹胀。

错误二 用筷子搅拌奶瓶

有些妈妈知道冲奶不能摇晃奶瓶，于是选用另一种加速奶粉溶解的方法就是用筷子搅拌。首先筷子本身有很多细菌，搅拌奶粉容易污染奶液。此外，用筷子搅拌会让更多的空气进入奶液中，从而产生大量气泡。宝宝喝了含有大量气泡的奶液，容易腹胀。

错误的冲奶方式不仅会导致宝宝腹胀，还会影响宝宝的营养吸收，导致宝宝营养不均衡，对宝宝健康造成影响。

如何冲调奶粉能避免宝宝腹胀

有些妈妈认为宝宝的胃口小，喝一定量的奶，奶粉冲得越浓，营养越好。其实这是不对的。因为奶粉中含有钠离子，需要足量的水来稀释才行。如果宝宝喝的奶粉浓度过高，肠胃消化功能难以负担，往往会导致宝宝消化不良、食欲下降等。

所以，冲调奶粉是否正确与宝宝腹胀也有密切的关系。除此之外，冲调奶粉还需要注意什么呢？下面我们来了解一些冲调奶粉的相关知识。

如何正确冲调奶粉呢

妈妈应根据每种奶粉说明书上奶粉和水的比例来冲调。

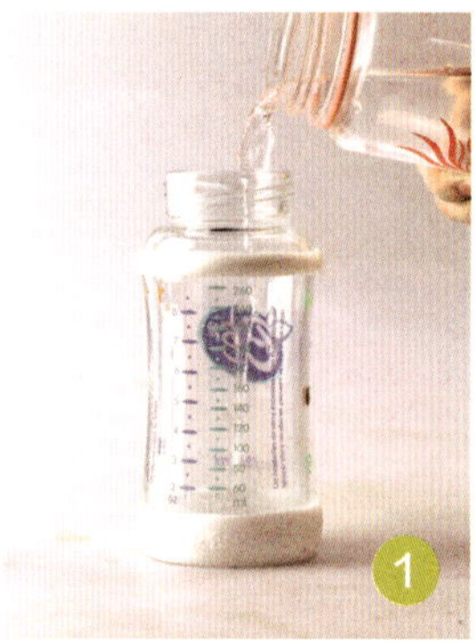

将烧开后冷却的40℃左右的水，倒入消过毒的奶瓶中。

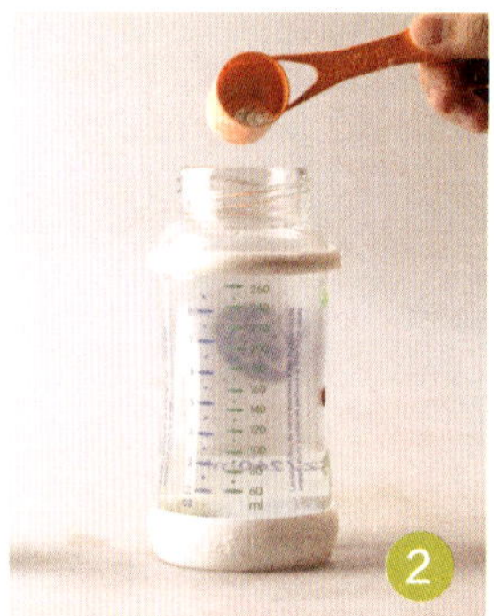

使用奶粉桶里专用的小勺，根据标示的奶粉量舀起适量的奶粉。

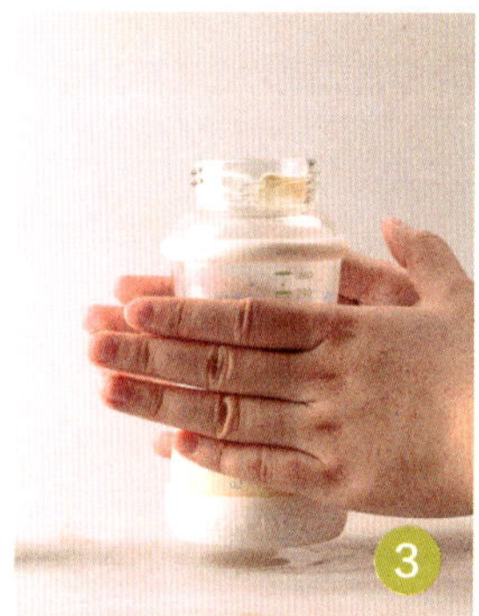

将奶粉放入奶瓶，双手轻轻转动奶瓶，使奶粉充分溶解。

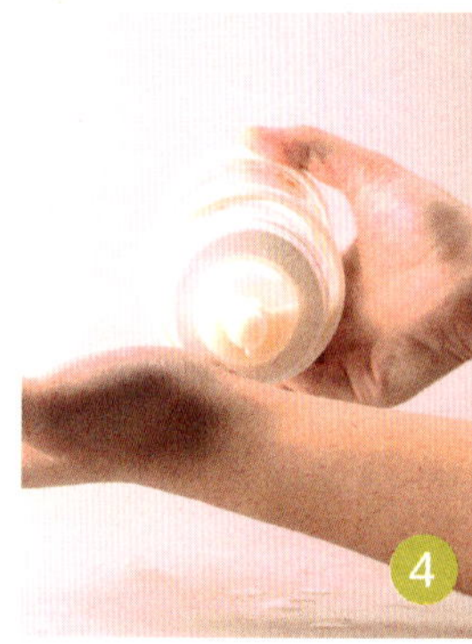

将冲好的奶粉滴几滴在手腕内侧，测试奶温温热即可。

40℃水温冲调奶粉最好

冲调奶粉用40℃的水最好，因为水温低于40℃，宝宝的肠胃难以适应。而水温高于40℃，就会导致奶粉中的乳清蛋白产生凝块，影响宝宝的消化吸收。

此外，有些奶粉含有益生菌也忌高温。所以，冲调奶粉时用1/3的凉白开和2/3的开水混合，再加入奶粉，待奶粉完全沉在杯底时再用双手轻轻转动奶瓶，使奶粉溶解，这样冲出的奶粉营养保存完整，且不结块。

爷爷奶奶看过来

有些爷爷奶奶照顾宝宝，总是为冲奶水温控制不好而烦恼，可以选择恒温水壶，这样宝宝能随时喝到合适的奶粉。

自来水是最好的选择

自来水是直接取自天然水源（地表水、地下水），经过一系列处理后再输入到各用户家中的，是最符合人体需要的饮用水。煮沸后，既洁净、无细菌，又能使过高硬度的水质得到改善，还能保持原水中某些矿物质不受损失，用它冲奶粉，有利于宝宝肠胃健康。

误区 用纯净水、矿泉水冲调奶粉

人从水中获取钙的吸收率达 90% 以上，而纯净水失去了自来水的矿物质，所以不宜用纯净水冲调奶粉。而矿泉水富含矿物质、磷酸盐等，宝宝肾脏不健全，如果长期使用矿泉水冲调奶粉，很可能引起宝宝消化不良和便秘。

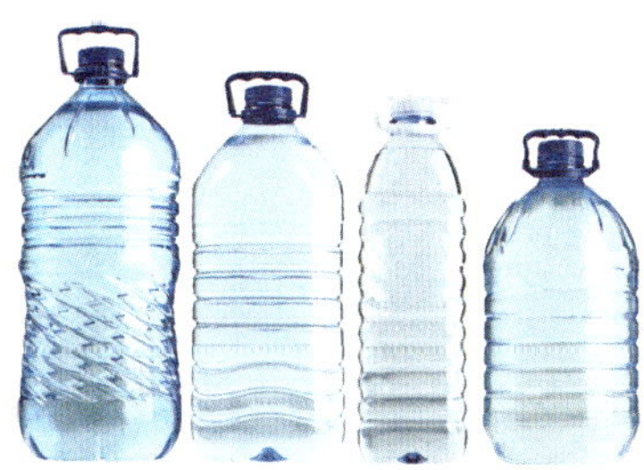

爷爷奶奶看过来

有些爷爷奶奶认为自来水中的氯气对宝宝有害，不太喜欢用自来水给宝宝冲奶，其实不必担心。因为氯气消毒具有消毒效果好、费用低、几乎没有有害物质的优点，被广泛采用。爷爷奶奶可以在烧水时，等水开后，将壶盖打开再烧 2~3 分钟，这样可以让自来水中的氯气挥发掉。

配方奶粉打开后，应在 4 周内用完

因为配方奶粉中含有很多活性物质，长期开封用不完，潮湿、污染、细菌等因素都会影响配方奶粉的质量。如果宝宝吃了被污染配方奶粉，很容易出现腹胀等消化不良情况。所以，如果在 4 周内不能将一大罐配方奶粉用完，可以购买小罐或小包装的配方奶粉。

育儿专家提醒

一般来说，妈妈可以根据配方奶粉包装上标明喂奶间隔时间喂奶，但这是一个平均值。每个宝宝消化程度不一样，早吃或晚吃一会儿没有太大影响，不必把时间卡得那么死，找到适合自己宝宝的规律最好，还能预防宝宝腹胀。

不要让宝宝饿得太久才喂奶

如果宝宝饿的时间太久，吸吮时就会过于急促而吞入大量空气。按需给宝宝喂养，不要强求喂奶次数和时间，且喂奶后及时给宝宝拍嗝，以促进肠胃的气体由食道排出，避免腹胀的出现。

育儿专家提醒

宝宝出生后最初几周，是要按需喂养的，建议妈妈每 24 小时进行 8~12 次喂养。宝宝饥饿的早期表现包括警觉、身体活动增加、面部表情增加，后续出现哭闹，这时应及时给宝宝喂奶。

喂奶前避免大声哭闹

宝宝大声哭闹容易腹胀。遇到这种情况，妈妈应多安慰宝宝或拥抱他，通过稳定他的情绪来避免腹胀加重。

避免宝宝吸入空气

母乳喂养的宝宝吃奶时，宝宝的嘴和妈妈乳房的位置摆放不适当时，宝宝就可能吸入过多的空气，引起腹胀。

正确的姿势

母乳喂养的宝宝，宝宝的脸正对妈妈的乳房以保证他将乳头和乳晕全部含住。

而人工喂养的宝宝，应注意让奶水充满奶嘴的前端，不要有斜面，以免宝宝吸入空气。

按摩宝宝腹部

妈妈可以让宝宝仰卧床上，顺时针按摩腹部 5 分钟或腹部用温毛巾覆盖，有助于胃肠道蠕动和气体排出，能改善消化吸收功能，缓解宝宝腹胀。

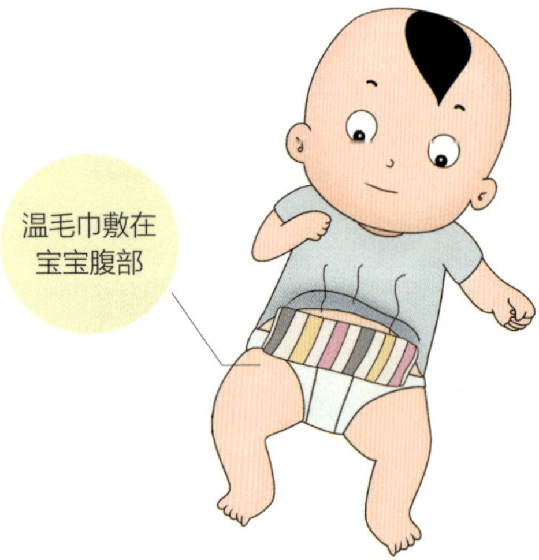

及时给宝宝拍嗝

妈妈可以让宝宝在吃奶的间歇，如吃到一半时停下来，给他拍嗝，直到打嗝为止。此外，喂完奶过一会儿也可以让宝宝仰卧在床上，帮助他轻缓地蹬腿，就像蹬自行车的样子，但要注意必须要等到喂奶后至少一个半小时，才能尝试这种方法。

怎样给腹胀宝宝简单药物

因为宝宝太小，肠胃的消化能力太弱，可以遵医嘱给宝宝吃些“妈咪爱”来调节宝宝的肠胃，帮助消化，缓解腹胀。

妈咪爱适用于宝宝腹泻、便秘、胀气等。对于新生儿，一次半包就行，冲服时水温不宜超过 40℃。如果宝宝是纯母乳喂养，可以把药调成糊糊，用小勺喂给宝宝。最好吃奶后半小时左右喂。

育儿专家提醒

妈咪爱和治疗腹泻的思密达不建议同时服用，应分开服用，间隔最好在 40 分钟以上。因为思密达能覆盖消化道黏膜，形成保护层，且阻碍其他药物的吸收。如果妈咪爱和思密达同时服用，会影响彼此的药效。

7 个月 ~6 岁宝宝腹胀

如何找出让宝宝腹胀的罪魁祸首

娜娜，7 个半月，这段时间吃什么肚子都鼓鼓的，不好好吃饭，经常哭闹，因此来就医。一检查说是添加辅食导致的腹胀，但是最近娜娜辅食添加种类比较多，一时难以找出到底是哪种食物引起的腹胀。

遇到这种情况，建议妈妈减少辅食种类，慢慢找出引起宝宝腹胀的食物。

在生活中，上面的情况其实经常发生，只不过有的宝宝过段时间就自己好了，有的宝宝需要就医服用一些药物或通过按摩才能好。

其实，只要妈妈正确给宝宝添加辅食，很容易找出导致腹胀的食物。

要先添加一种食物，慢慢观察宝宝是否可以接受。若进食后产生腹胀，必须递减这种食物

此外，先单一食物能及时发现并找出引起过敏的是哪种食物。

多吃易消化的食物

宝宝腹胀，平时应注意多吃些易于肠胃消化的非油炸、低膳食纤维的食物。

若宝宝因进食过多而导致腹胀，可以喝些萝卜汤，因为白萝卜有消食下气的作用。

若宝宝因吃肉过多导致的腹胀，可以取新鲜山楂，水煮取果肉食用，也可以喝些山楂汁。如果宝宝超过 1 岁，可以加些蜂蜜，口感和功效都不错。因为山楂有健胃消食的作用。

减少摄入易产气的食物

对于添加辅食的宝宝，像玉米糊、红薯饭、豌豆泥、黄豆浆等易产气的辅食要少吃。此外，像猕猴桃、梨、菠萝等含糖成分高的食物也要少吃，否则容易诱发宝宝腹胀。

避免宝宝腹部着凉

宝宝要注意腹部保暖，不要着凉，否则会引起腹胀，因为人的腹壁一般较薄，尤其是肚脐周围的腹壁更加单薄，受凉后会引起肠道平滑肌的收缩，也就是肠道蠕动加快，产生更多的气体。

所以，宝宝要避免腹部着凉，如夏天在空调房间睡觉，温度在 22~26℃为宜，腹部要盖个毯子或毛巾被等。

缓解腹胀食谱推荐

鲜白萝卜汤 顺气

材料 白萝卜 100 克。

调料 姜片 5 克。

做法

1. 白萝卜洗净，切小片，同姜片一起放入锅中。
2. 锅中加适量水，大火煮至白萝卜熟即可（小点宝宝可以喝汤，大点宝宝可以连带白萝卜片一起吃）。

对宝宝的好处

白萝卜煮熟能起到顺气作用，适合腹胀的宝宝食用。

适合年龄 7 个月以上

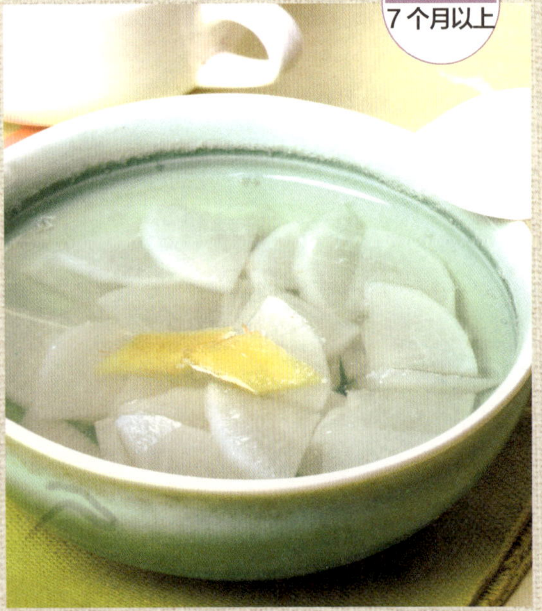

橘皮粥 帮助消化，消除肠胀气

材料 橘皮 5 克，大米 25 克。

做法

1. 大米洗净，用水浸泡 30 分钟；橘皮洗净，切丝。
2. 将橘皮和大米一并放到砂锅中，放适量清水，小火煮粥至熟烂。

对宝宝的好处

橘皮能增强胃的功能，促进消化液的分泌，增进肠胃蠕动，排出消化道内的积气，可起到消除肠道胀气的功效。

适合年龄 1 岁以上

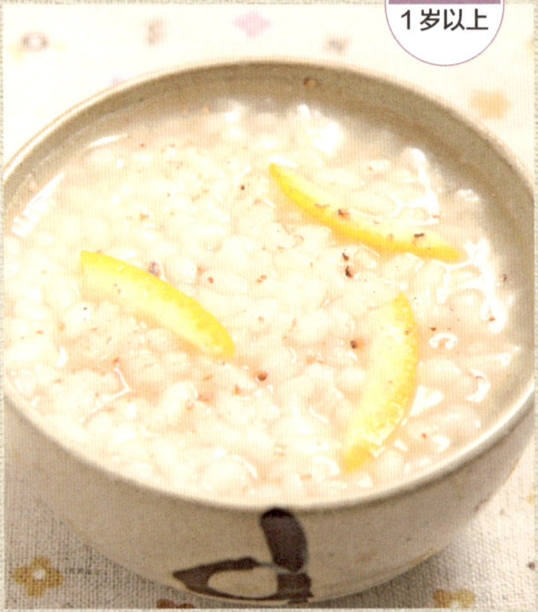

第8章

肠套叠、肠痉挛
妈妈的安抚是最好的良药

肠痉挛是指肠壁平滑肌阵发性强烈收缩而引起的阵发性腹痛，是婴儿腹痛的一种常见症状。肠套叠是指一段肠管套入与其相连的肠腔内，并导致肠内容物通过障碍。

年龄不同，腹痛表现也不同

所有年龄段的宝宝都可能发生腹痛。但婴儿腹痛引发的原因和大一些的宝宝有所差异。另外，不同年龄的宝宝对腹痛的反应是不同的。

年龄稍小的宝宝

只会舞动着两条腿，用哭闹表达他的疼痛，有时也会表现为放屁（排出的一般是正常吞下去的气体）。有时候，哭闹的宝宝还会伴有呕吐或不断打嗝的症状。

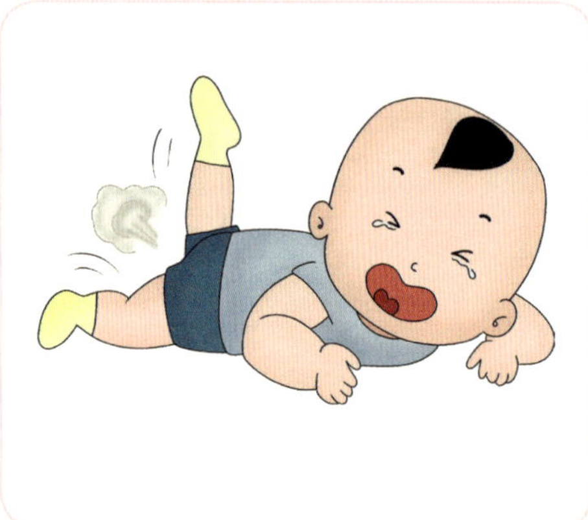

年龄稍大的宝宝

可能会捂着肚子说“肚子疼”或“胃疼”，幸运的是，大部分腹痛都会自行缓解，不会进一步发展。

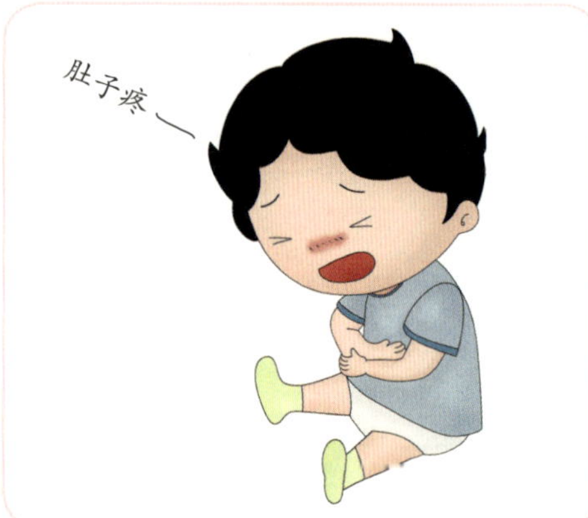

哪种情况下，婴儿腹痛要看医生

宝宝一旦出现以下情况，爸爸妈妈要立即带他去医院。

1. 腹痛状况一直持续或在3~5小时有所加重。
2. 腹痛伴有发热、严重的咽喉肿痛。
3. 腹痛伴有明显的食欲缺乏、活动量减少、注意力不集中。

10 天 ~3 个月婴儿肠痉挛

哪种情况下的哭闹不必担心

3 个月大的平平从傍晚天色刚变黑就开始闭着眼睛大哭大闹，两腿乱蹬，有时还尖叫、放屁，偶尔会全身绷紧头往后仰。平平的哭闹根本难以安抚，会持续一两小时都不停止，任凭妈妈怎么抱、摇、晃、拍都无济于事，喂母乳也不吃，但宝宝的发育是正常的。

事实上，这种情况很常见，尤其是晚上 6 点至午夜（正是妈妈操劳一天后非常疲倦的时候），宝宝的烦躁对妈妈来说是一种折磨，如果还有二孩需要照顾，会让妈妈更加痛苦。

肠痉挛导致的哭闹的特点

6 点至午夜宝宝异常烦躁、哭闹。

这种烦躁持续时间不会太长，一般在 6 周左右达到巅峰，每天达 3 小时。

然后逐渐减少，到 3~4 个月时每天 1~2 小时。

只要婴儿可以在几个小时内安静下来，其余时间都相对平静，就没有必要过于担心。

如何判断宝宝是否得了肠痉挛

肠痉挛

- 大约 1/5 的婴儿会出现肠痉挛，最常见于 2~4 周时。
- 整日整夜哭闹，而且哭闹常在傍晚加重。
- 不管用什么办法都哄不好，常常还会尖叫、两脚乱踢，还会放屁。他们的腹部可能因为胀气而变大或鼓起。
- 搂着他、轻摇他或带着他四处走走、试图安抚他，都不起作用，还是哭闹。
- 即使换了尿布、喂了奶，哭闹情况都会发生。

育儿专家提醒

对于宝宝是否是肠痉挛一般通过血常规、便常规、生化全项、腹透等常规检查来确诊。

此外，有些疾病易与肠痉挛混淆，如肠套叠、肠梗阻、急性腹腺炎、胃十二指肠溃疡病急性穿孔、泌尿系结石等。

肠痉挛并没有明确的原因

对于宝宝肠痉挛的现象，现在并没有明确的解释，但能找到一些可能引起的原因。

大部分情况下，肠痉挛可能是因为婴儿对刺激异常敏感，或是难以“自控”，无法调节他的神经系统。随着身体发育成熟，这种无法控制自己的现象就会改善。这种肠痉挛型哭闹一般在 3~4 个月时停止，但也可能一直持续到 6 个月。

饮食不当（如母乳或牛奶过敏、进食量过多或食物中含糖量过高而引起肠内积气等）所致；也可能是气候变化（如受凉等）使宝宝出现肠痉挛。

避免食物过敏引起的肠痉挛

对于母乳喂养的宝宝，妈妈应试着停止摄入奶制品、洋葱、圆白菜以及其他刺激性的食物；对于人工喂养的宝宝，可咨询医生使用部分水解蛋白的配方奶粉。

如果宝宝的不适确实是因为食物过敏引起的，调整了妈妈的饮食和宝宝食物后，几天内肠痉挛症状就会减轻。

育儿专家提醒

部分水解蛋白配方奶粉是指采用先进水解蛋白技术，将完整的大分子蛋白切碎，在胃内形成更软、更易吸收的凝乳，进而更容易被宝宝吸收、消化，能缓解宝宝各种消化不适情况。这种配方奶粉适用于肠胃发育不完善的 0~12 个月宝宝。

拒绝过度喂养

过度喂养会让宝宝感到不适。经常遇到妈妈担心宝宝吃不饱而过度喂养的情况，很少有宝宝真正吃不饱的情况。宝宝哭闹的原因很多，不一定是没吃饱，很可能是以下四种原因。

有些时候只是需要安慰。

有些时候只是撒娇。

有些时候只是情绪的释放。

有些时候只是该换尿布了。

很大一部分妈妈一听到宝宝哭闹就以为宝宝是饿哭了，或喂母乳或喂配方奶粉，就会导致过度喂养。

当给宝宝的饮食量超过了宝宝胃内容量，宝宝尚未成熟的消化系统就会出现功能失调，甚至发生肠痉挛。

用婴儿背带抱着宝宝四处走走来安慰他

婴儿背带主要模拟宝宝在母体内蜷曲状态，将肠痉挛的宝宝抱在胸前，那种晃动感和与身体接触感，对宝宝有安抚作用。这样做对宝宝腹部有一定的挤压，一定程度上能缓解宝宝的疼痛和烦躁情绪。

将宝宝包在一张薄薄的被子里，可以给他安全感

妈妈可以用被子包裹宝宝，让宝宝感觉像在母体宫腔内一样，熟悉而安全，一定程度上可以安抚宝宝的情绪。到底该怎样包宝宝呢？

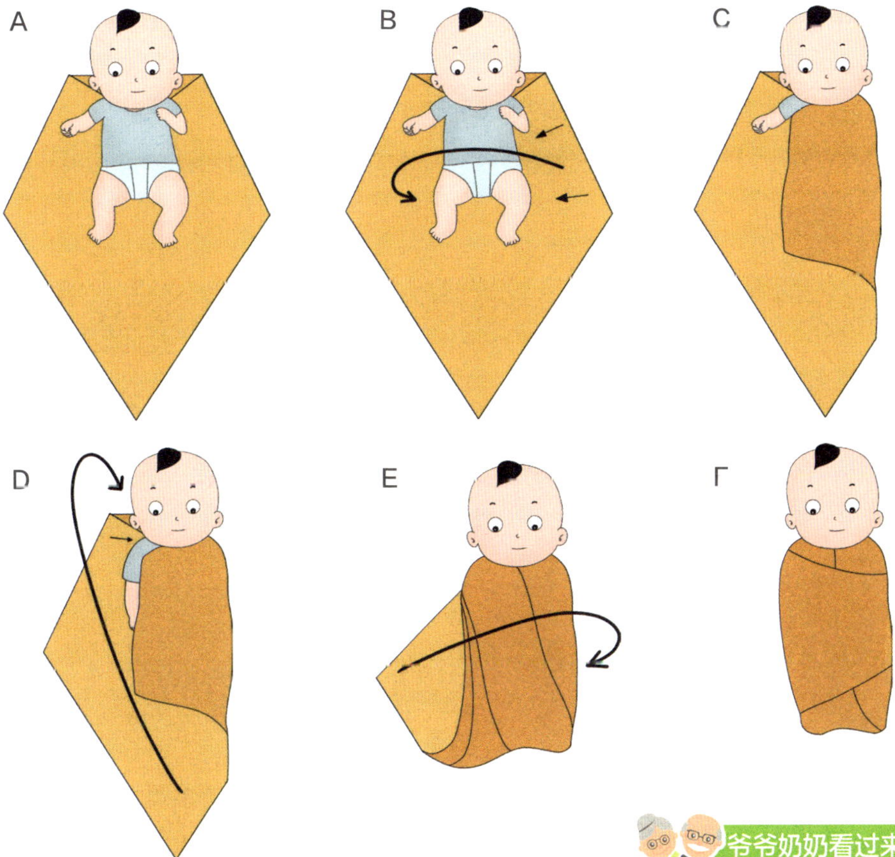

1. 把被子铺在床上，将一个角折下约 15 厘米，让宝宝仰面放在被子上，保证头部枕在折叠的位置（A）。
2. 把被子靠近宝宝左手的一角拉起来，盖在宝宝的身体上，并把边角从宝宝的右手臂下侧掖进宝宝身体后面（B、C）。
3. 把被子的下角（宝宝脚的方向）折回来盖到宝宝的下巴以下（D）。
4. 把宝宝右臂边的一角拉向身体左侧，并从左侧掖进身体下面（E、F）。有些宝宝喜欢胳膊能自由活动，那你就可以只包宝宝胳膊以下的身体，这样他就能活动手了。

爷爷奶奶看过来

有些奶奶会在给宝宝包襁褓时，在外面捆上 2 ~ 3 道绳带，这是不科学的，因为这样的包裹方法会妨碍宝宝四肢运动。此外，宝宝被捆紧后，肢体接触不到周围的物体，不利于宝宝触觉的发展。

可以尝试使用安抚奶嘴

安抚奶嘴的作用是满足婴儿在不吃奶时的吸吮需求，对肠痉挛宝宝有一定的安抚作用。妈妈给宝宝使用安抚奶嘴注意事项。

选择适合宝宝所处月龄的奶嘴

↓

奶嘴应是一个整体，且奶头柔软，奶嘴不含任何能卸下的部件

↓

奶嘴每次使用前，应用前先充分消毒

↓

千万不要将奶瓶上的奶嘴取下来给宝宝使用

↓

千万不能用绳子将奶嘴系在宝宝脖子上，否则有缠绕窒息的可能

轻轻摇晃，在隔壁房间打开吸尘器

稳定、有节奏的晃动和让人感到平静的声音能帮助宝宝入睡。吸尘器的声音有些类似宝宝还是胎儿时在宫腔内听到的脐血流动的声音，对肠痉挛宝宝有很好的安抚作用。

育儿专家提醒

不管宝宝的哭闹让人有多不耐烦，多生气，也不能大力摇晃孩子。大力摇晃宝宝可能造成宝宝失明、脑损伤等严重的后果。

轻轻按摩宝宝后背

妈妈可以让宝宝趴在膝盖上，轻轻按摩他的后背，宝宝腹部感受到压力会让肠痉挛宝宝更舒服一些。

肠痉挛会随成长消失

肠痉挛是一种随着宝宝长大，器官功能逐渐成熟而消失的一过性现象，在宝宝中很普遍。若医生排除了疾病因素外，面对宝宝的哭闹，妈妈只需耐心伴随宝宝成长。

摆正心态和宝宝一起成长

有些新手妈妈一时不能适应自己的新角色。面对宝宝的哭闹，如果实在感到紧张和焦虑，可以暂请家人代为照顾宝宝，妈妈利用这个空间到外面走走。

即便只是出去走上一小会儿都可能让妈妈的焦虑情绪得到缓解，妈妈只有心情愉快才能更好地照顾宝宝。

可能用完所有的方法，宝宝还是会定时哭闹，但只要医生排除了疾病的情况，妈妈无须太担心，只要摆正心态，与宝宝一起成长即可。其实，带宝宝也是妈妈的一个自我成长过程，接受宝宝的成长，自己也在共同成长。

4~12 个月婴儿肠套叠

肠套叠是如何形成的

肠套叠

- 肠套叠是指一段肠管套入与其相连的肠腔中。最常见的是回肠（小肠的末端）套入到与之相连的结肠（大肠的首段）中。
- 这种病没有季节的差异，任何季节都可能发生。
- 这种病一般发生在 4 个月以后的婴儿中，过 1 周岁后发病概率大大减少，但对其他月龄的宝宝来讲也并不排除发病的可能性。
- 用尽办法进行安抚都无济于事，依然哭闹不止。
- 任其发展的话，套入部位血液循环受阻，肠管因腐烂出现漏洞，最后引起腹膜炎，甚至导致死亡。

肠套叠引起的原因至今不明，有的婴儿患感冒发热几天，退热后可能发生肠套叠，也有的轻度腹泻后发生肠套叠。此外，肠套叠手术中发现婴儿有肠系膜淋巴结肿大，从这点看，病毒感染也可能是肠套叠的病因之一。

肠套叠特有的发病方式

9 个月大的莉莉被妈妈紧急送到了医院。原因是宝宝肚子痛得不正常。上午外出玩耍还挺好，下午外出后就没有按时排便，还不停哭闹，喂东西也不吃，全吐出来了。本来妈妈想先观察一下，谁知到了晚上，宝宝症状没有好转，怕出事，就送到医院来了。

到了医院，莉莉又开始呕吐了，她哭闹得厉害，双腿屈向腹部，感觉是肚子痛。一检查，在宝宝的腹部隐隐摸到了小包块。腹痛、哭闹、腹部有包块，这些指征都很像小儿肠套叠的症状。

了解了宝宝肠套叠的常见症状，来了解一下肠套叠的发病方式。

一直很健康的婴儿**突然开始大声哭闹，看起来肚子痛得厉害（双腿向腹部屈曲），3~4 分钟后安静下来，过一会儿又开始哭叫**。肠套叠往往以这种特有的方式发病。

如果发现这种现象，就可以断定是肠套叠。这种症状持续 12 小时后，婴儿的脸色变得苍白，昏昏沉沉，筋疲力尽，上面特有的哭闹方式也没有了。

如果开始出现这种症状，妈妈能马上怀疑是肠套叠，尽早就医，宝宝甚至不需要手术就能痊愈。

肠套叠发生时间不同，急救方法不同

发病时间	应对措施
6 小时以内 （实际应是 2 小时以内）	可从肛门注入钡剂，在 X 线透视下，将套叠的部分拉回到原来的位置
超过 8 小时	施行全身麻醉，将管子插入气管中保持呼吸畅通，然后一边打点滴，一边进行复位。这种处置只有外科医生才能做
超过 24 小时	必须进行开腹手术，但即使手术也不能保证婴儿一定能得救
注：在宝宝所有疾病中，早期诊断非常重要，妈妈责任非常重大，一定要仔细观察宝宝，另外，妈妈全面了解肠套叠的相关知识是非常必要的。	

婴儿腹痛灌肠前应确诊是否是肠套叠

常有妈妈说宝宝灌肠后会出现便血症状，其实，这应该是灌肠后过一段时间才有的现象。大多数情况下，婴儿由于剧烈疼痛会马上去医院进行灌肠，第 1 次灌肠后排出的与平时一样的便，而间隔 3~4 小时进行第 2 次灌肠以后才会出现黏液便和血便。所以，最好在这之前就有明确的诊断，这样方便应对。

肠套叠发病早期和晚期的症状

早期症状

阵发性腹痛发作不久便发生呕吐，开始吐乳汁、乳块和食物残渣，后可吐黄绿色胆汁；约 85% 的宝宝在发病后 6~12 小时排出果酱样、黏液样的血便；腹部摸到腊肠样肿块。

晚期症状

吐粪便样液体；并发肠坏死和腹膜炎，常有严重脱水、高热、昏迷及休克等中毒症状。

育儿专家提醒

在发病 30 分钟以内，第一目击人必须想到有肠套叠的可能性。实际上，妈妈和最初看病的医生往往没注意到是肠套叠，等病情恶化后出现肠破裂，引起腹膜炎后才将婴儿送到外科。

育儿专家提醒

高压灌肠最好不要在内科、儿科做，因为万一在高压灌肠过程中出现肠管破裂就会引起腹膜炎。

专题

消化性溃疡年龄不同，症状也不同

各年龄段的症状是什么

新生儿期

这时宝宝发生消化性溃疡以继发性溃疡多见，急性起病，呕血、黑便。此外，出生后 2~3 天也可发生原发性溃疡，常见原发病有早产、出生窒息等缺血缺氧、低血糖、败血症、呼吸窘迫综合征和中枢神经系统疾病等。

婴儿期

这时宝宝消化性溃疡以继发性溃疡多见，发病急，多为消化道出血和穿孔，原发性以胃溃疡多见，表现为食欲差、呕吐、进食后啼哭、腹胀、生长发育迟缓，有黑便，呕血。

幼儿期

这时宝宝消化性溃疡中胃溃疡和十二指肠溃疡发病率相当。宝宝讲食后呕吐，脐周和上腹部呈间歇发作疼痛，夜间和清晨痛醒，有呕血、黑便，甚至穿孔。

学龄期

这时宝宝消化性溃疡以原发性十二指肠溃疡多见，脐周及上腹部胀痛、烧灼感反复发作，饥饿时或夜间多发。严重者出现呕血、便血、贫血情况，并发穿孔时疼痛剧烈并放射到背部或左右上腹部。有一种情况是仅表现为贫血、粪便潜血试验阳性。

哪种情况下，宝宝消化性溃疡要就医

宝宝一旦出现以下情况，爸爸妈妈要立即带他去医院。

1. 曾经被确诊为消化性溃疡，近期出现身体虚弱乏力、面色苍白、呕吐咖啡样物，出现黑色或柏油样大便等。

2. 疼痛加重，且向背部转移。

3. 在服药的情况下，疼痛没有得到控制，反而加重。

专题

顺应四季，呵护宝宝的肠胃健康

春季：注意保暖，多吃暖胃食物

春季温度时高时低，气温变化不定，细菌、病毒等繁殖活跃，宝宝很容易得肠胃疾病。妈妈要知道怎样在春季给宝宝进行肠胃的调理。

做好宝宝腹部保暖

天气温度不稳定，宝宝容易腹部着凉，进而诱发腹泻。所以，不管在家里还是外出，尤其是晚上睡觉，都要注意腹部保暖。

多吃甘味食物，少吃酸味食物

甘味入脾，酸味入肝，甘味食物如红枣、山药、大米、小米、高粱、扁豆、黄豆、芋头、红薯、土豆、南瓜、栗子等，能补益脾气，脾与胃互为表里，有帮助消化的作用。而酸味食物如橘子、山楂、醋、乌梅等，春季不宜多食。

吃点暖胃的食物

大米、小米、糯米、山药、大枣等都属于暖胃的食物，妈妈可以换着给宝宝做辅食，如大米粥、小米粥、糯米粥、山药泥、大枣汁等，对宝宝肠胃健康都有帮助。

多吃新鲜的蔬菜和水果

相比而言，冬季的时令果蔬比较少，人体容易缺乏维生素和矿物质。到了春季，可以适当多吃新鲜的果蔬，比如菠菜、韭菜、芹菜、胡萝卜、山药、草莓等，以补充维生素、矿物质的不足，还能促进食欲，提高免疫力。

多让宝宝蹦蹦跳跳

宝宝多蹦蹦跳跳有利于肠胃蠕动，能预防多种肠胃疾病。对于小点的宝宝，可以鼓励宝宝多爬，对于大些的宝宝，应多到户外跑跑跳跳。

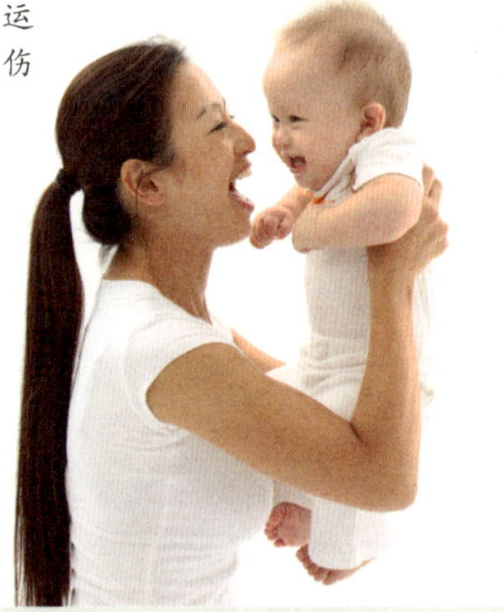

妈妈抱着宝宝运动时，不要扭伤宝宝的腰部。

夏季：生熟分开处理，空调房里要注意温度

夏季天气炎热，会使血液多集中于体表，导致胃肠道供血减少，使消化液分泌减少，消化功能下降，容易出现胃肠道疾病，所以妈妈要知道怎样在夏季给宝宝进行肠胃的调理。

空调房温度在 22~26℃为宜

在炎炎的夏季，很多宝宝都喜欢待在空调房里。往往会因为在空调房里不注意温度和保暖而着凉，引起消化道疾病。

温度控制在 22~26℃为宜。

空调不能直接对着宝宝吹风。

宝宝睡觉时腹部要盖上被子或单子，避免腹部着凉。

讲究个人卫生

宝宝要养成饭前便后洗手的习惯，采用正确的洗手方法，并用流动的水冲洗至少 30~60 秒。

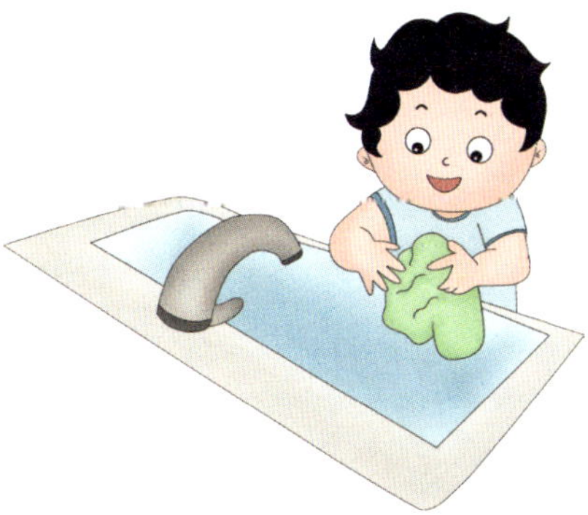

处理生熟分开

切生、熟食物的刀砧板等一定要分开。每次使用后都要彻底清洗并晾干。切食物的砧板一定要经常消毒，最好每次用之前先用开水烫一遍。

小心食物变质

夏季食物容易腐烂，病菌就会乘虚而入。所以日常饮食要小心食物变质。

- 吃剩下的食物应立即放进冰箱。
- 喝剩下的奶粉隔 2 小时就不能给宝宝喝了，最好不要给宝宝喝剩奶。
- 尽可能控制每次做辅食的量，最好宝宝每顿都吃新鲜的蔬菜。
- 放冰箱里的食物吃第二顿时要注意熟透。因为冰箱中也会产生有害菌，只有彻底加热后才可以起到的杀菌作用，否则会引起食物中毒，造成宝宝肠胃功能障碍。

小心冷饮

宝宝贪食冷饮对肠胃有害。 → 会使口腔、胃黏膜的血管剧烈收缩。 → 影响局部的血液供给和胃液的分泌。 → 引起腹痛、腹泻和食欲缺乏等症状。 → 妈妈让宝宝吃冷饮应适量，尤其不要饭前吃冷饮，否则会引起宝宝消化功能紊乱。

秋季：谨防感冒，多喝水

秋季天气转凉后，人的食欲也逐渐旺盛起来，很多妈妈开始给宝宝“贴秋膘”，使得宝宝肠胃负担变重，引发消化不良、腹泻、腹胀等多种肠胃疾病。此外，秋季气候干燥，易伤阴，会造成大便干结，引起便秘。所以，秋季饮食既要健脾养胃，又要养阴、防秋燥，以保护消化系统。

适时添加衣服

秋季昼夜温差较大，妈妈要根据气候的变化适时给宝宝添加衣物，夜晚要盖好被子，以防宝宝腹部着凉而引起肠胃疾病。

适当参加户外活动

随着宝宝一天一天地长大，如果天气好的话，可以带宝宝多接触大自然，晒晒太阳，呼吸一下新鲜的空气，有利于增强身体免疫力，提高对抗那些细菌、病菌的能力，保护胃肠道健康。

多吃富含粗纤维的食物

秋天体内水分过度蒸发，不少宝宝都会出现大便干结的情况，这就需要多吃一些润肠通便、含膳食纤维多的食物，如红薯、海带、竹笋等，以促进肠胃蠕动，防止便秘。

饮食应以温软、清淡、新鲜为宜

秋季天凉，宝宝宜吃温热、软烂、清淡等易消化的食物来减轻胃肠的负担。莲子、山药、枸杞子、乌鸡、鱼等清补食物可适当多吃。

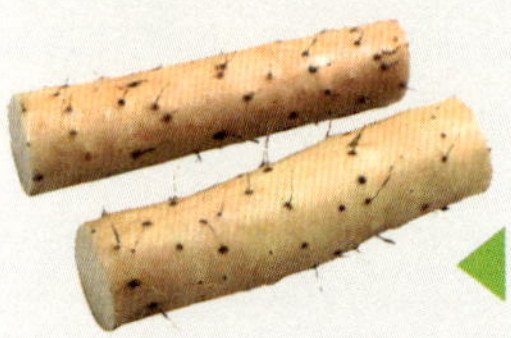

秋季天气干燥，可以给宝宝吃些山药，因为山药既能补气还能滋阴利湿，有利于增强宝宝体质。

补充水分，多吃滋阴润燥的食物

秋季天气干燥，肠胃的抵抗力下降，病菌易乘虚而入。此时宝宝应多喝水、粥、果汁、豆浆、牛奶等，多吃银耳、百合、莲藕、梨、核桃等滋阴润燥的食物，以养护肠胃，避免肠胃疾病的发生。

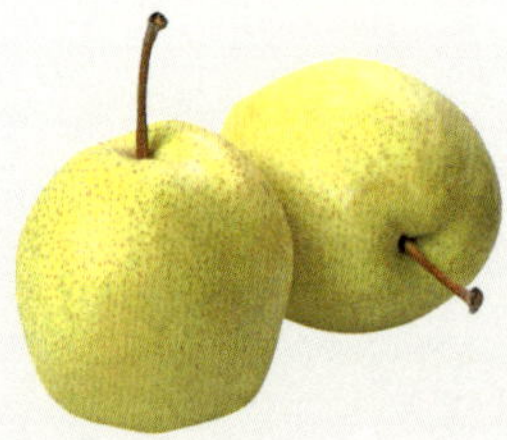

梨富含水分，尤其适合秋季食用，可以滋阴养肺，缓解秋燥带来的肠胃伤害，可以直接食用，也可以榨汁、做粥、炖汤等。

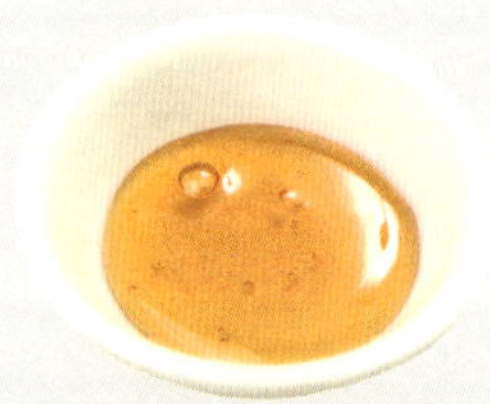

秋季最大的气候特点是干燥，而蜂蜜能润燥、通便，所以，1 岁以上的宝宝可以适当喝些蜂蜜水来润燥，但 1 岁以下的宝宝不能喝蜂蜜。

冬季：多参加户外活动，多吃温热性食物

冬季天气寒冷，冷空气刺激肠胃会引发多种肠胃疾病。此外，宝宝冬季食欲旺盛，会过量食用高热量、高脂肪、高胆固醇的食物，由此会加重肠胃的负担，导致消化不良、腹胀、腹痛等肠胃病。冬季保养肠胃，除了注意防寒保暖外，还要注意饮食调节。

适当参加户外活动

冬季天气寒冷，宝宝不喜欢外出活动，但适当参加户外活动，可以促进肠胃蠕动，保护肠胃健康。提醒一句，外出活动，要注意保暖。

适当多吃温热性食物，以抵御严寒

冬季可适当多吃温热食物，以保护人体阳气，祛寒暖胃。如桂圆、荔枝、牛肉、羊肉、蒜等，可适量多食。

多吃蔬菜

在冬季，宝宝应多吃蔬菜，因为蔬菜含有大量维生素和矿物质，且易消化吸收，适合宝宝的肠胃。

有些宝宝不爱吃蔬菜，这时妈妈也不要强行逼宝宝吃，否则会让宝宝更讨厌蔬菜。

可以将宝宝不爱吃的蔬菜改变一下性状，如宝宝不喜欢吃胡萝卜，可以剁碎做馅包成小馄饨等让宝宝吃。

如果宝宝不喜欢吃黄瓜，可以换成丝瓜给宝宝吃，都能满足宝宝的营养需求。

吃水果可以先烫一下

有些宝宝冬季爱吃水果，但水果太凉，宝宝吃了会出现消化不良，伤及宝宝的脾胃，尤其是那些脾胃虚寒的宝宝。这时，妈妈可以先用清水洗净水果后，再用开水稍微泡一下水果再给宝宝食用。

不能吃得过快、过饱

宝宝冬季进食速度一定要慢，增加咀嚼时间，每顿饭进食时间至少25分钟。最好先吃点主食，再吃菜肉、喝汤，这样有利于刺激唾液分泌淀粉酶，增强肠胃的消化能力，保护肠胃健康。

宝宝要避免暴饮暴食，否则会使肠胃的消化能力难以承受，造成消化不良，甚至可能导致急性胃扩张、胃穿孔等严重疾病。所以，进食不能过饱、过快。

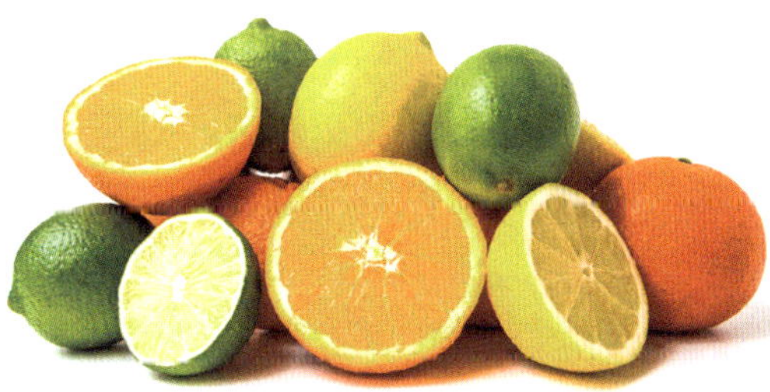

多吃水果有利于肠胃健康，预防宝宝便秘，除了用开水烫一下，也可以蒸一下给宝宝吃。

附录 1
宝宝肠胃好不好，要留心生长曲线

宝宝只有肠胃消化好才能促进营养的消化和吸收，保证身体的正常发育。除了宝宝身体表现出来的便秘、腹泻、厌食等，其实，生长曲线也是判断宝宝肠胃好不好的一个依据。

“生长曲线图”的使用方法

1. 顺时记录

要想通过了解宝宝身高、体重是否标准来判断宝宝肠胃好不好，妈妈可以每个月测量一次宝宝的身高、体重，把测量结果标注在生长发育曲线图上（避免在宝宝患病期间测量），然后连成一条曲线。若宝宝的生长曲线一直在正常范围（3rd~97th）内，且能匀速顺时增长，这就表明是正常的，宝宝的肠胃健康。可能有些宝宝的生长速度会比较快，生长曲线呈斜线，不过，若一直在正常值范围内就不用担心。

2. 动态观察

利用生长发育曲线图了解宝宝的肠胃情况，最好每 2~3 个月对生长曲线增长速度进行一次横向比较。如果出现突然增速或减速，就要引起注意了，可能肠胃出现了问题，应及时就医。

“生长曲线图”的使用误区

误区 1：追求最高值，认为平均值以下为不正常

每个宝宝的生长发育曲线都会有所不同，平均值曲线并非判断肠胃好不好的唯一标准。即使宝宝的生长曲线一直在平均值曲线下面，但在最低值曲线上面，只要一直呈现匀速顺时增长就应视为正常。

误区 2：一直等到生长曲线突破正常值后才引起注意

很多父母往往在宝宝的身高、体重超出或低于正常值后才发现问题，那时已经有点晚了。若宝宝的生长曲线总是超过 85th，或者低于 15th，就应咨询医生，看是否需要予以干涉。

注：187~188 页为 0~6 岁男女宝宝的身高发育曲线图（根据《中国 7 岁以下儿童生长发育参照标准》绘制）。以男宝宝为例，该曲线图中对生长发育的评价采用的是百分位法。百分位法是将 100 个人的身高按从小到大的顺序排列，图中 3rd，15th，50th，85th，97th 分别表示的是第 3 百分位，第 15 百分位，第 50 百分位（中位数），第 85 百分位，第 97 百分位。排位在 85th~97th 的为上等，50th~85th 的为中上等，15th~50th 的为中等，3rd~15th 的为中下等，3rd 以下为下等，属矮小。

0~6岁宝宝身高标准（男）

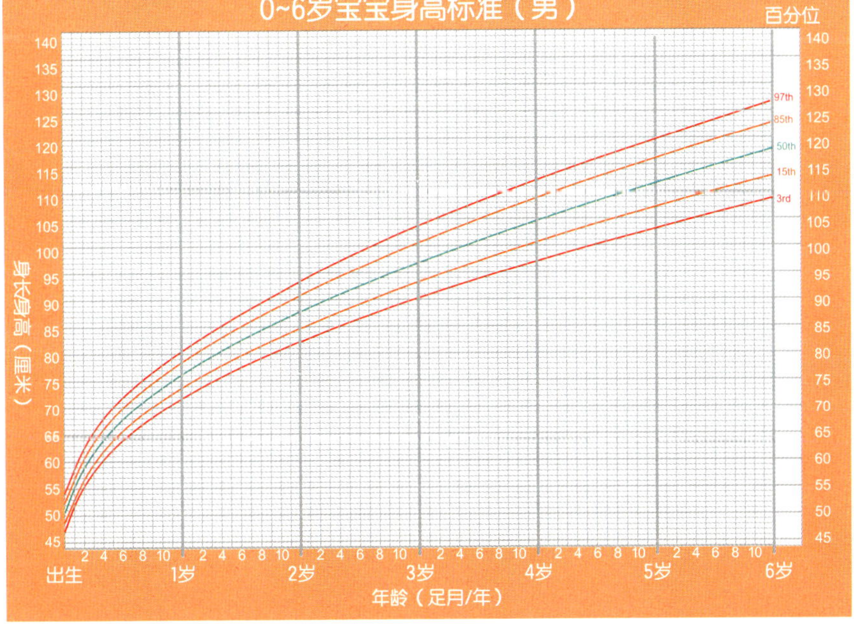

0~6岁宝宝身高标准（女）

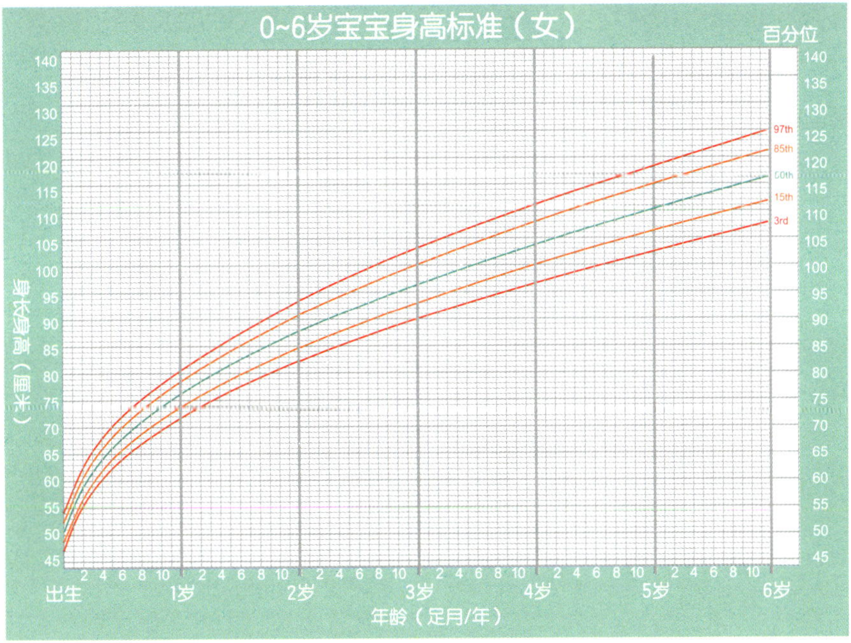

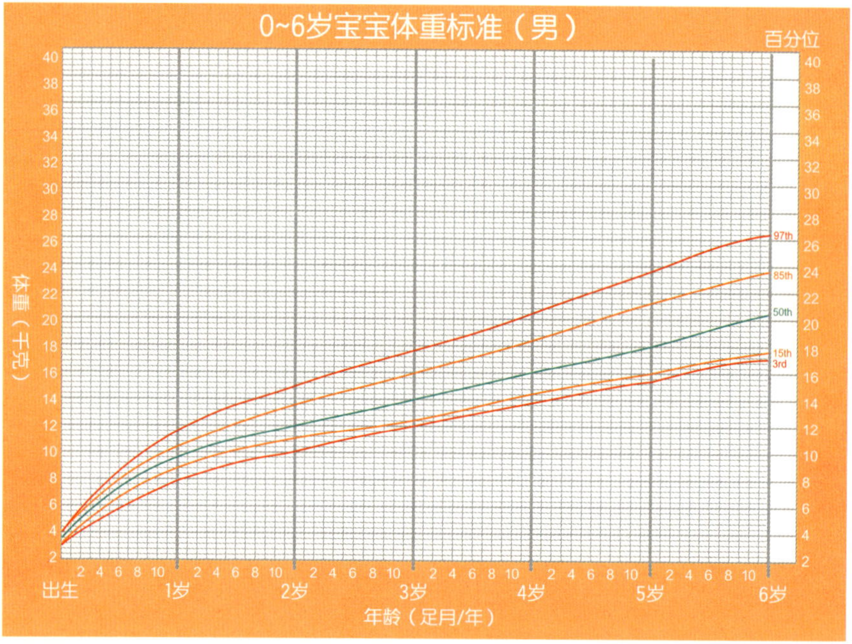
0~6岁宝宝体重标准（男）
百分位
体重（千克）
97th
85th
50th
15th
3rd
出生
1岁
2岁
3岁
4岁
5岁
6岁
年龄（足月/年）

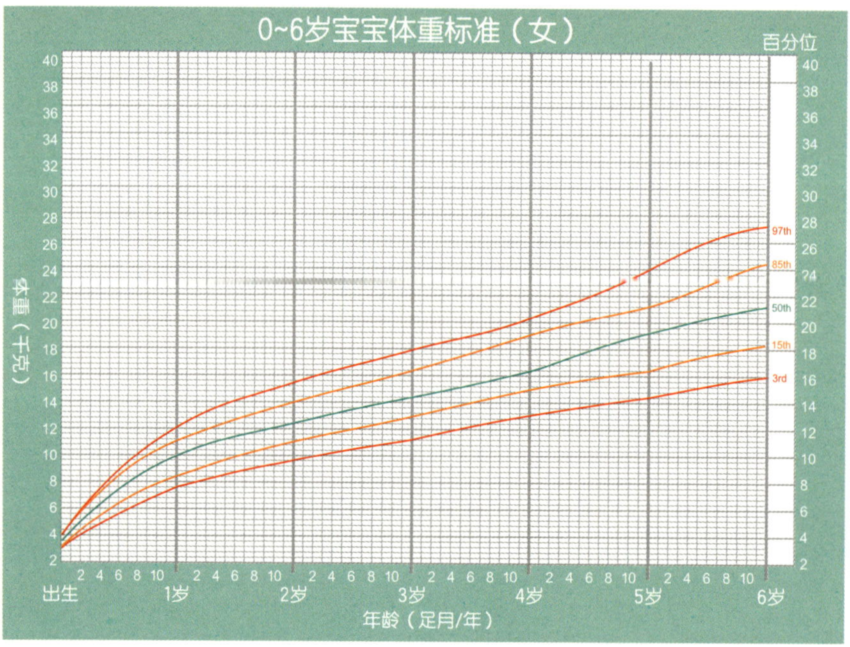
0~6岁宝宝体重标准（女）
百分位
体重（千克）
97th
85th
50th
15th
3rd
出生
1岁
2岁
3岁
4岁
5岁
6岁
年龄（足月/年）

附录 2
常见宝宝养肠胃用药

妈咪爱

功效：调节肠胃功能。

适应症状：用于因肠道菌群失调引起的腹泻、便秘、胀气、消化不良等。

用法用量：1岁以下每天半袋，每天2次；1~2岁一次1袋，每天1~2次；2岁以上儿童，一次1~2袋，每天1~2次，用40℃以下温水或牛奶冲服，也可直接服用。

服用禁忌：如正在使用其他药物，使用本品前请咨询医生。

禁忌人群：过敏者禁用。

小儿健脾丸

功效：健脾、和胃、化滞。

适用症状：用于小儿脾胃虚弱引起的消化不良，不思饮食，大便溏泻，体弱无力。

用法用量：口服，每次服1丸，每天服2次。

服用禁忌：服药的同时不宜喝茶和吃萝卜；不宜服用藜芦、五灵脂、皂荚或其制剂。

禁忌人群：过敏体质者慎用。

思密达

功效：急性或慢性腹泻，缓解食道、胃、十二指肠疾病引起的相关疼痛。

适用症状：儿童急、慢性腹泻。

用法用量：1岁以下，每天1袋；1~2岁，每天1~2袋；2岁以上，每天2~3袋，均分三次服用，或遵医嘱。

小儿消食片

功效：消食化滞、健脾和胃。

适用症状：主治脾胃不和，消化不良，食欲缺乏，便秘，食滞。

用法用量：口服，1~3岁一次2~4片；3岁~7岁一次4~6片。

服用禁忌：忌食生冷辛辣的食物。

禁忌人群：脾虚泄泻，大便溏薄次数多者应慎用或不用。

健儿消食口服液

功效：健脾益胃、理气消食。

适用症状：用于小儿饮食不节损伤脾胃引起的纳呆食少，脘胀腹满，手足心热，自汗乏力，大便不调，以至厌食、恶食。

用法用量：口服，3岁以内一次5~10毫升，3岁以上一次10~20毫升，每天2次。用时摇匀。

服用禁忌：如正在使用其他药物，使用本品前请咨询医生。

禁忌人群：过敏体质者慎用。

导赤丸

功效：清热除烦，通便利尿。

适用症状：主治大便秘结，小便短赤。

用法用量：遵医嘱。

服用禁忌：忌烟、酒及辛辣的食物。

禁忌人群：脾虚中寒者慎用。

小儿腹泻宁糖浆

功效：补气健脾，化湿和胃。

适用症状：用于脾虚湿盛引起的腹泻、呕吐、肌热口渴、倦怠乏力。

用法用量：口服，10岁以上儿童一次10毫升，一日2次；10岁以下儿童酌减。

服用禁忌：忌生冷油腻及不易消化的食物。

小儿肠胃康颗粒

功效：清热平肝、调理脾胃。

适用症状：用于小儿营养紊乱所引起的食欲不振，面色无华，精神烦忧，夜寝哭啼，腹泻腹胀。

用法用量：开水冲服。一次5~10克，一日3次。

服用禁忌：服用期间忌食生冷油腻及不易消化食品。

禁忌人群：糖尿病患儿禁服。

附录 3
如何让宝宝咕嘟一下把药咽下去

宝宝患了胃肠道疾病，除了饮食、生活调养外，必要时还要吃药，但喂药往往是妈妈最头疼的事情。有的宝宝能够咕嘟就咽下药物，有些宝宝看见药物就拼命摇头或跑得远远的。

下面来了解一下如何才能轻松喂药的方法和正确使用药物的方法。

正确喂药的要领

药水

宝宝服用的药大部分是糖浆形态的药水，因为甜味能使宝宝更愿意服用。

如果宝宝摇头不愿意喝的话，为了避免药水进入支气管，喂的时候要让宝宝的头部后仰。宝宝不把药水咽下而是含在嘴里的话，可以轻按宝宝的两颊，帮助宝宝把药水咽下去。

1. 如果宝宝太小，可以用胶皮注射器喂药水。

2. 如果是使用奶瓶的宝宝，可以先让宝宝吸吮空的奶嘴，然后将药水倒入奶嘴里。

3. 如果是会用勺子的宝宝，可以把药水放在勺子里来喂。

4. 如果是会使用杯子的宝宝，可以把药水倒在小杯子里让宝宝咕嘟一下咽下去。

正确喂药的方法

1. 拿起药水瓶慢慢摇晃，使沉底的成分调和均匀。注意摇晃不能太使劲，否则会生成泡沫。

2. 把摇晃过的药水瓶放好，然后按瓶子上的刻度准确倒出宝宝应服用的量。

3. 妈妈用拇指和中指捏住宝宝的两颊，使宝宝张开嘴，让药水流入宝宝嘴里。

药粉

如果宝宝喜欢，可以直接喂药粉。如果不喜欢，可以用温水调或掺在果汁里来喂。也可以与香蕉等容易吞咽的食物掺在一起，或与蜂蜜调和后涂抹在口腔内。1 岁以内宝宝不能吃蜂蜜。

不过，在宝宝周岁前，最好不要把药粉掺在宝宝平时吃的米糊等食物里来喂，否则可能造成宝宝拒绝吃此类食物。

正确喂药的方法

1. 妈妈洗净双手，将药粉和水放入杯子里调和均匀后用喂药水的方法来喂。

2. 用 1 勺子水和 1 次量的药粉调匀，妈妈用手指将调好的药涂抹在宝宝的口腔，然后再喂水或饮料。

软膏

洗澡后涂抹软膏能有效发挥药效，即使是少量，也会产生药效。如果用没有洗过的手涂抹软膏，有被感染的危险，所以，妈妈涂抹软膏前，一定要把手洗净。

有些妈妈认为涂抹在皮肤上的软膏药效不太好，所以总是不太愿意用这类药物。其实，只要按照说明正确使用，是不必担心药效的。不过，即使症状性相似，也不能随意用以前用过的软膏。

正确擦药的方法

1. 将适量的软膏挤在手指上，然后迅速拧紧软管盖。再把手指上的药膏部分均匀涂抹在患部。

2. 一般利用涂抹软膏。如果患部面积较大，也可以用手掌像涂抹护肤品似地轻轻涂抹。

坐药

这是易被胃液分解或会引起肠胃障碍的药物，都可以用栓剂的形式来使用。这类药物绝不能让宝宝放进嘴里。

如果坐药发软的话，可放入冰箱里，等变硬后再使用。用药时必须遵守药品说明或医嘱。

正确用药的方法

1. 妈妈洗净双手，去掉药物包装纸，然后根据宝宝的年龄选在合适的用量，将药物切断。

2. 切药时，将刀背斜着切，然后把尖锐的部分稍微磨成弧形，且使药渐渐地发热。

3. 将前端较尖的部分深深插入肛门，轻轻按住 4~5 秒钟。

喂药时的注意事项

必须遵照处方的内容

遵照处方，比如饭后 30 分钟后或每隔 5 小时喂宝宝服药。担心药副作用太大而不按处方用药，或吃完饭就喂药等都是错误的做法。因为每种药的用法、用量、功效等都是有区别的，所以妈妈不能随意做出判断。

并不是所有药物都需要在冰箱里保存

有些药物放在冰箱里保存，药的成分会凝结而产生沉淀物，更适合常温保存。

此外，药物保存时间过长，会变质而失去药效。如果在药品注意事项中注明“冷藏保存”的话，一定要放在冰箱里保存。